海外館藏中醫古籍珍善本輯存（第一編）

第十三册

劉金柱 羅 彬 主編

醫籍考（四）

廣陵書社

海外館藏中醫古籍珍善本輯存（第一編）

第十三册

劉金柱 羅彬 主編

醫案（四）

廣陵書社

醫經醫理類

醫籍考（四）

〔日〕丹波元胤　編寫

卷三十二—四十四

醫籍考卷三十二

東都　丹波元胤紹翁　編

方論十

劉氏完素傷寒直格

三卷

存

翟氏序曰：習醫要用直格，乃河間高尚先生劉守真所述也。守真深明素問造化陰陽之理，比嘗語予曰：傷寒謂之大病者，死生在六七日之間。經曰：人之傷於寒也，則爲病熱，古今亦通謂之傷寒熱病。前三日，太陽、陽明、少陽受之，熱壯於表汗之則愈後三日太陰少陰厥陰受之熱傳於裏下之則痊六經傳受自淺至深皆是熱證非有陰寒之病古聖訓陰陽爲表裏惟仲景深得其旨厥後朱肱奉議作活人書尚失仲景本意將陰陽字釋作寒熱此差之毫釐失之千里而中間誤罹横夭者蓋不少焉不可不知也予語守真曰先生之論如此何不闡此說以暴耀當世以革醫流之弊反恐而無言何邪守真曰世之所集各異人情喜溫而惡寒恐論者不詳反生疑謗又曰欲編書十卷尚未能就故弗克耳今太原書坊劉生録梓以廣其傳深有益於世如宵行冥冥迷不知徑忽遇明燈巨火正路昭然若有執迷而不知信行者固不足

言，而聰明博雅君子，能於此者，原始反終，研精覃思，則其所得，又何待予之喋喋也。

馬宗素曰：守真劉先生註傷寒六經傳受直格一部，計一萬七千零九字。傷寒醫鑒

錢曾曰：仲景傷寒書，金河間劉守真深究其旨，著爲直格，便于習醫者要用。臨川葛雍仲穆校刊之，附以劉洪傷寒心要爲後集，馬宗素傷寒醫鑒爲續集，張子和心鏡爲別集，于是河間之書，粲然可觀矣。

汪琥曰：傷寒直格，金河間劉完素撰，書凡三卷，其上卷則以十干十二支分配藏府，又四類九氣五邪，運氣有餘不足爲

病及論七表八裏等脈，此醫書之統論，與傷寒不相涉者也。其中卷則論傷寒六經表裏主療之法。下卷則自仲景麻黄、桂枝湯外，復載益元散、涼膈散、桂苓甘露飲，共三十四方。推其意，以仲景論寒熱二證不分，其方又過於辛熱，是書之作，實爲大變仲景之法者也。

四庫全書提要曰：傷寒直格方三卷，傷寒標本心法類萃二卷，舊本皆題金劉完素撰。傷寒直格方大旨出入於原病式，而於傷寒證治議論較詳。前序一篇，不知何人所撰。馬宗素傷寒醫鑒引平城翟公行遇燈之語，與此序正相合，殆即翟公所撰歟。醫鑒又云：完素著六經傳變直格一部，計一萬七千零九字。又於宣明論中，集緊切藥方六十道，分六門，亦名直格。此書有方有論，不分門類，不能確定原爲何種卷首，又題爲臨川葛雍編。蓋經後人竄亂，未必完素之舊矣。傷寒標本心法類萃，上卷分别表裏，辨其緩急；下卷則載所用之方，其中傳染一條，稱雙解散、益元散，皆爲神方，二方即完素所製，不應自譽至此。考原病式序，稱集傷寒雜病脈證方論之方，目曰醫方精要宣明論。今檢宣明論中，已有傷寒二卷，則完素治傷寒法，已在宣明論中，不别爲書。二書恐出於依託，然流傳已久，姑存之以備參考云。

按劉守真傷寒治法，據馬宗素及翟公語，宣明論外，以別有一書，則此書未全出于依託，若傷寒標本，味其旨趣，覺非完素所撰。葛雍字仲穆，號華蓋山樵，臨川人，以鎦洪心要、馬宗素醫鑒、常德心鏡，校刊于直格卷後，醫統正脈，輯入其書，特於直格一書，題臨川葛雍編，提要仍以爲是書經後人改竄，抑失考耳。

傷寒標本心法類萃

二卷

存

汪琥曰：此亦劉守真編集也，書凡二卷，其上卷則以傷風、傷寒、中暑、中濕四證爲始，至勞復、食復，共四十六條，其下卷則集麻桂等五十二湯，又無憂九等，治食積、蟲積及外科之方。至其治兩感證，則用大小柴胡湯、涼膈、五苓、天水、通聖、雙解等散，熱病甚可下者，用三一承氣湯，或解毒合承氣湯，其言實超出乎朱奉議之上，然亦大變仲景之法者也。

馬氏（宗素）傷寒醫鑑

一卷

存

汪琥曰：平陽馬宗素撰，書止一卷，首論脈證、六經傳受、汗下等法，終以小兒瘡疹，共十一條。每條之中，皆引活人書於前，繼則引守真氏之語以辯其非，末又正以素問之文，其旨大都以傷寒爲熱病，無所謂寒證者，是深合素問熱論中之義也。

四庫全書提要曰：傷寒醫鑒一卷，元馬宗素撰。宗素始末未詳。是書載河間六書中，皆採劉完素之說，以駁朱肱南陽活人書，故每條之論，皆先朱後劉，大旨皆以熱病爲傷寒，而喜寒涼，忌溫熱。然活人書，往往用麻桂於夏月發洩之時，所以貽禍。若冬月真正傷寒，則非此不足以散陰邪，豈可專主於涼瀉？未免矯枉過直，各執一偏之見矣。

按醫學源流引歷代名醫圖曰：金有何公務、侯德和、馬宗素、楊從政、袁景安，而是書又載正治反治之法，曰聞

諸守真之言、則宗素亦金人當得親炙于守真之門者、提要爲元人、誤矣、

鏰氏洪傷寒心要

一卷

存

汪琥曰、傷寒心要、都梁鏰洪編、書止一卷、共論傷寒、大率以熱病爲主、其用方藥、第一則雙解散、第二、則用小柴胡涼膈天水合服、第三、涼膈合小柴胡、第四、大柴胡合黃連解毒湯、第五、大柴胡合三乙承氣湯、共三十方、皆複方也、卷末、則新增病後四方、及心要餘論、此得河間之一偏、其用藥溷淆、不

足法也、

四庫全書提要曰、傷寒心要一卷、舊本題都梁鎦洪編、洪始末未詳、大旨敷演劉完素之說、所列方凡十八、又有病後四方、與常德傷寒心鏡、皆後人裒輯、附入河間六書之末者、然掇拾殘剩、無所發明、

按鎦洪號瑞泉野叟、其始末未詳、亦以爲金人、仍附于此、

常氏德傷寒心鏡

一卷

存

四庫全書提要曰、傷寒心鏡一卷、一名張子和心鏡別集、舊本題鎮陽常德編、德不知何許人、亦不詳其時代、考李濂醫史、張從正傳後附記曰、儒門事親十四卷、蓋子和草創之、麻知幾潤色之、常仲明又摭其遺、爲治法心要、子和即從正之字、知幾爲麻革之字、仲明字義與德字相符、常仲明者、其即德歟、若然則金興定中人也、書凡七篇、首論河間雙解散及子和增減之法、餘亦皆二家之緒論、

汪琥曰、傷寒心鏡別集、鎮陽常德編、其書止論七條、首論傷寒雙解散及子和增法、次論發表、論攻裡、論攻裡發表、論撓衣撮空論、傳足經不傳手經論、亢則害承乃制、其言雖非闡

揚仲景之旨，亦深通河間之書者也。琥按著書者，大都係元末時人也。

按熊氏種德堂本題曰張子和心鏡，門人鎮陽常惪仲明編，又李濂《醫史》曰：張戴人興定中召補太醫，居無何辭去，蓋非其好也。於是退而與麻知幾、常仲明輩日遊㶏水之上。云又子和有治常仲明子患風痰，藥案見于十形三療，是可以徵提要說矣。臨川葛雍嘗以此書附刊于河間直格後，曰別集，非其原目也。

張氏璧《傷寒保命集》醫學源流作保命傷寒論，濟生拔萃作保命集論類要。二卷

未見

汪琥曰，傷寒保命集，金張元素之子張璧撰，書凡二卷，其上卷先辯三部九候之脉，又辯傷寒、温病，及刺結胷、痞氣、頭痛、腹痛等法，有如辯桂枝湯幾證方幾道，辯麻黄、葛根湯幾證方幾道，又其次曰，大小青龍湯證，曰大小柴胡湯證，曰三承氣湯證，曰大小陷胷湯證，曰瀉心湯、抵當湯、梔子豉湯等證，凡仲景六經篇證，皆參以已意，闡揚發明，而繼以痓濕暍霍亂等證，其下卷則論差後勞復，水渴陰陽厥、蔙黄、結胷等證，其後則續以婦人傷寒、胎産雜證，又小兒傷寒、中風、癍瘡等證，是皆發仲景未發之義，而深探傷寒之奥旨者也，按此書收在濟生拔萃中，其經删畧未可知。

叔和百問

佚

熊均曰：張璧號雲岐子，潔古之子也，著醫學新説、保命傷寒論、叔和百問，已刊附藥註脉訣内。

李氏杲傷寒會要

佚

元好問序曰：往予在京師，聞鎮人李杲明之有國醫之目，而未之識也。壬辰之兵，明之與予同出汴梁，於聊城，於東平，與之遊者，六年於今，然後得其所以爲國醫者爲詳。盖明之世以資雄鄉里諸父讀書嘉賓客所居竹里名士日造其門明之幼歲好醫藥時易州人張元素以醫名燕趙間明之捐千金從之學不數年盡傳其業家既富厚無事於技操有餘以自重人不敢以醫名之大夫士或病其資高謇少所降屈非危急之疾有不得已焉者則亦未始謁之也大槩其學於傷寒癰疽眼目病爲尤長傷寒則著會要三十餘萬言其說曰傷寒家有經禁時禁病禁此三禁者學醫者人知之然亦所以用之爲何如耳會要推明仲景朱奉議張元素以來備矣見證得藥見藥識證以類相從指掌皆在倉猝之際雖使粗工用之蕩然如載司南以適四方而無問津之惑其用心博

矣於他病也以古方爲膠柱本乎七方十劑之說所取之藥特以意增損之一劑之出愈於託密友而役孝子他人蓋不能也北京人王善甫爲京兆酒官病小便不利目睛凸出腹脹如鼓膝以上堅硬欲裂飲食且不下甘淡滲泄之藥皆不効明之來謂衆醫言疾深矣非精思不能處我歸而思之夜參半忽攬衣而起曰吾得之矣内經有之膀胱者津液之府必氣化乃出焉渠輩已用滲泄之藥矣而病益甚是氣不化也啓玄子云無陽者陰無以生無陰者陽無以化甘淡滲泄皆陽藥獨陽無陰欲化得乎明日以羣陰之劑投不再服而愈西臺椽蕭君瑞二月中病傷寒發熱醫以白虎投之病者

面黑如墨本證遂不復見脉沈細小便不禁明之初不知用何藥也及診之曰此立夏以前誤用白虎之過得無以投白虎耶曰白虎大寒非行經之藥止能寒腑臟不善用之則傷寒本病隱曲於經絡之間或更以大熱之藥救之以苦陰耶則他證必起非所以救白虎也有溫藥之升陽行經者吾用之有難者云白虎大寒非大熱何以救君之治奈何明之曰病隱於經絡間陽大升則經不升經行而本證見矣本證又何難爲果如其言而愈魏邦彥之夫人目翳暴生從下而上其色綠腫痛不可忍明之云翳從下而上病從陽明來也綠非五色之正殆肺與腎合而爲病乃就畫工家以墨調膩粉合

而成色諦視之曰與腎色同矣肺腎為病無疑矣乃瀉肺腎之邪而以入陽明之藥為之使既効矣而他日病復作者三其所從來之經與腎色各異乃復以意消息之曰諸脉皆屬於目脉病則目從之此必經絡不調經不調則其目病未已也問之果然因如所論而治之疾遂不作馮内翰叔獻之姪櫟年十五六病傷寒目赤而煩渴脉七八至醫欲以承氣下之已煮藥而明之適從外來馮告之當用承氣明之切脉大駭曰幾殺此兒内經有言在脉諸數為熱諸遲為寒今脉八九至是熱極也而會要大論云病有脉從而病反者何也脉至而從按之不鼓諸陽皆然此傳而為陰證矣輒持薑附來

吾嘗以熱因寒用法處藥未就而病者爪甲黑頓服者八兩汗尋出而愈陝帥郭巨濟病偏枯二指著足底不能伸迎明之京師明之至以長鍼刺委中深至骨而不知痛出血二三升其色如墨又且謬刺之如是者六七服藥三月病良愈裴擇之夫人病寒熱月事不至者數年已喘嗽矣醫者率以蛤蚧桂附之等投之明之曰不然夫病陰爲陽所搏溫劑太過故無益而反害投以寒血之藥則經行矣已而果然宣德侯經畧之家人病崩漏醫莫能効明之切脉且以紙疏其證多至四十餘種爲藥療之明日而二十四證減前後五六日良愈侯厚謝而去明之設施皆此類也戊戌之夏予將還太原

其子執中持所謂會要者來求爲序，廼以如上數事冠諸篇，使學者知明之之筆於書，其已試之効，蓋如此云。閏月望日，河東元某書於范尊師之正一宫。文集

傷寒治法舉要

一卷

未見

汪琥曰：傷寒治法舉要，元東垣老人李杲撰，書止一卷。首言冷熱風勞虚復續辨感傷寒論，共舉治法之要三十二條。其法治外感兼活冲和湯，挾内傷，補中益氣湯，如外感風寒，内傷元氣，是内外兩感之證，宜用涸清補中湯，即補中益氣湯

中、加藁本羌活防風著术也、又一法先、以沖和湯發散、後以參芪甘草三味補、中湯濟之、其外則有三黄、補中湯、歸鬚、補中湯、共補中一十二方、又其外則有葛根二聖湯、芎黄湯等七方、此雖發仲景、之未發、要其說、適於溫補、不足取以爲法也、琥按東垣撰內外傷辨、惑論、恐有內傷之說作傷寒、者、復續上論、恐有傷寒、之說挾內傷者、故制涵清補中、等湯以主之也、

李氏活傷寒鈐法

國史經籍志十卷

佚

仲景或問

佚

按右見于滕縣志

王氏好古陰證畧例

讀書敏求記一卷

未見

錢曾曰海藏老人陰證畧例一卷海藏老人王進之書傳東垣李明之之醫學謂傷寒乃人之大疾而陰證毒爲尤慘覃思數年擬古人之精要附以已說釐爲三十餘條有證有藥有論有辨以成是書刻之爲前序者麻革信之乃遺山之好

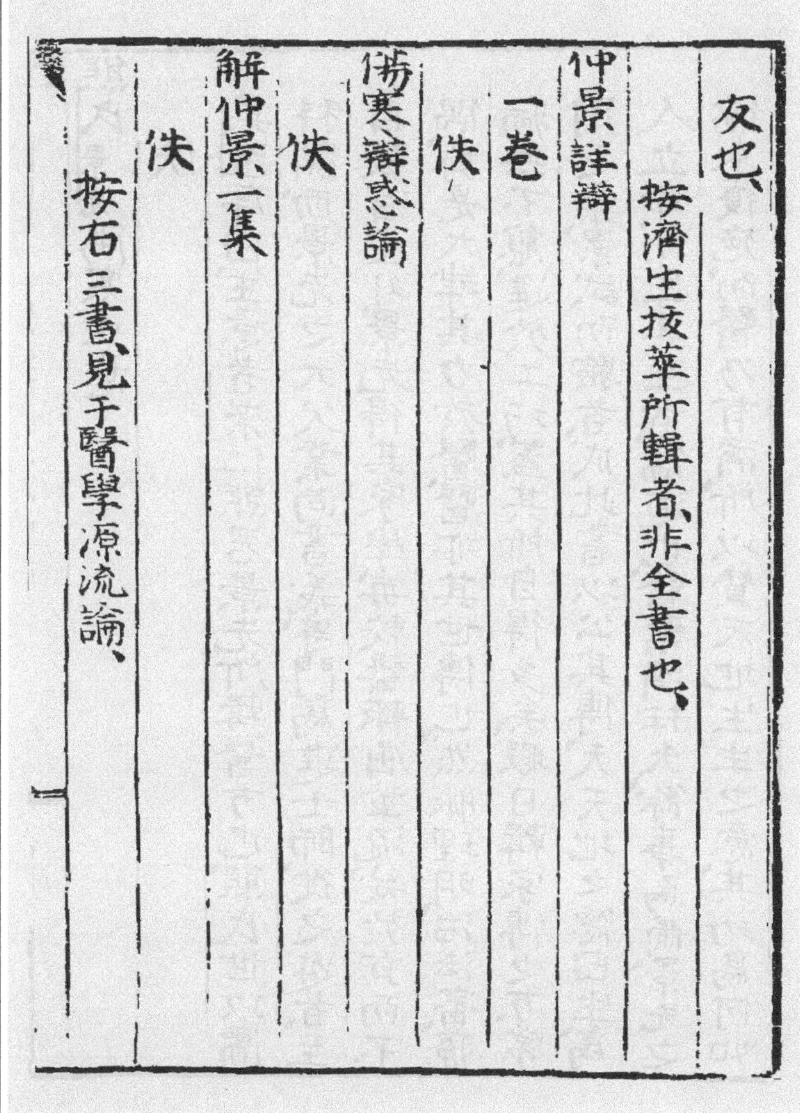
友也、按濟生拔萃所輯者、非全書也、

仲景詳辯

一卷

佚

傷寒辯惑論

佚

解仲景一集

佚

按右三書、見于醫學源流論、

熊氏景先傷寒生意

佚

吳澄序曰生意者崇仁熊君景先所輯醫方也熊氏世以儒科顯而景先之大父業尚書義專門爲進士師從之遊者至自數百里外景先得其家學每較藝輒屈輩流幾於貢而不偶旁是大肆其力於醫醫亦其世傳也然脉理明治法審療病無不愈進於工巧蓋其所自得多矣暇日輯家傳之方常用之藥累試而驗者成此書以公其傳夫天地之德曰生爲人立命而生其生者儒道也醫藥濟枉夭餘事爲爾景先之儒未獲施而醫乃有濟所以贊天地生生之意其功爲何如

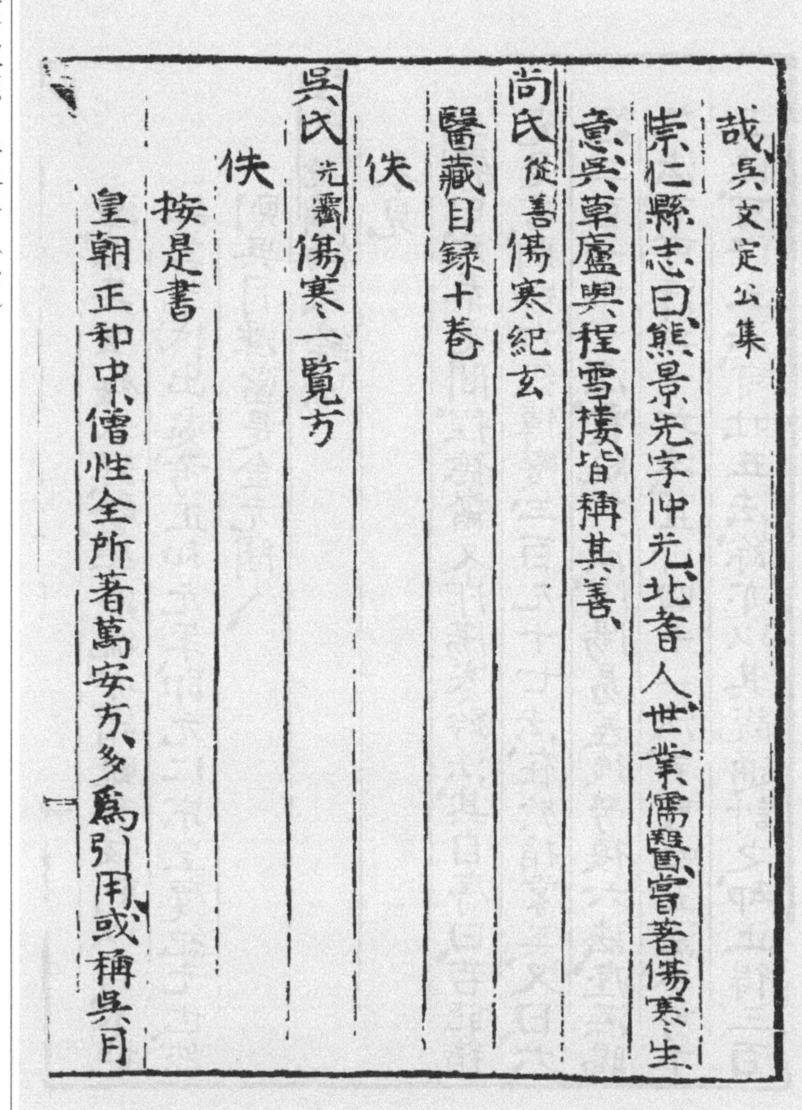

哉（吴文定公集）

崇仁縣志曰：熊景先，字仲光，北郭人。世業儒醫，嘗著《傷寒生意》。吴草廬與程雪樓皆稱其善。

尚氏（從善）傷寒紀玄

醫藏目録十卷

佚

吴氏（光霽）傷寒一覽方

佚

按是書，皇朝正和中，小僧性全所著《萬安方》，多爲引用，或稱吴氏月

潭然其里履未詳醫學源流亦謂雖有板刻以行未能詳其年代出處考正和元年即元仁宗皇慶紀元也然則吳月潭當是金元間人

程氏德齋傷寒鈐法

未見

王履曰元泰定間程德齋又作傷寒鈐法其自序曰若能精究是書則知六經傳變三百九十七法在於指掌矣又曰六經二百一十一法霍亂六法陰陽易差後勞復六法痓濕暍九法不可汗二十六法宜汗四十一法不可吐五法不可下五法可汗五法可吐五法鈐亦以其說通計之却止得三百

一十八法，於三百九十七法中，尚欠七十八法，觀其序文，乃如彼，考其所計乃如此，則知其猶未能灼然，以得其實數，而無疑也。故下文細數中，止重叙六經霍亂痓濕暍陰陽易差後勞復諸法而已，彼可汗不可汗等諸法，再不重叙也。近批點傷寒論者，何不考其非，乃一宗其所鈐字號，而不敢少易乎。溯洄集

萬全曰：傷寒鈐法，好事者爲之也，後世信之，誤人多矣。予初喜其書，取而讀之，亦未覺其謬也。及研精乎軒岐之旨，紬繹乎仲景之書，始知其謬。蓋天以六氣爲節，地以五行爲制，以之紀年，則三十年爲一周，則觀其勝負之變，以之步時，則六

氣爲一周，而分其主客之令，其所論者，皆風寒暑濕燥火之氣，而賜寒暑之變，昆蟲草木之化，病機色脉之應，非爲傷寒立說也。今爲鈐法者，以病日爲司天，以人命求病原，則一人之身，平生只有二經之病，何其繆也？乃計日以傳經，歸號以主治，則尤繆之甚也。惟汗瘥棺墓之說，庶幾近理，病之瘥甚多有不中。其三百六十七法，一百十三方之數，又豈能數傷寒之變哉！保命歌括

徐春甫曰：傷寒鈐法，馬宗素、程德齋撰，按日時受病爲治法，與仲景不同，實非至理，用之者不徒無益，反而加害也。姑存其名，以備顧問耳。古今醫統

杜氏本傷寒金鏡録

一卷

存

自序曰，凡傷寒熱病傳經之邪，比雜病不同，必辨其脉證舌，表裏汗下之，庶有不悮，况脉者血之府也，屬陰，當其得病之初，正氣相搏，若真氣未衰，脉必滑數而有力，病久數甚，氣衰，脉必微細而無力，方數甚也，但能養陰退陽，此識脉之要也，或初病即惡寒發熱，後必有渴水燥熱之證，或逆厥而利，此熱證傳經之邪也，若始終皆熱證，惟熱而不惡寒，故傷寒爲病，初則頭痛，必無發熱惡寒，渴水之證，一病便有逆厥泄利，

或但惡寒而無發熱此寒證也此識證之妙也如舌本者乃
心之竅於舌心屬火主熱象離明人得病初在表則舌自紅
而無白胎等色表邪入於半表半裏之間其舌色變爲白胎
而滑見矣切不可不明表證故邪得於裏未罷則舌必見黃
胎乃邪已入於胃急宜下之胎黃自去而疾安矣至此醫之
不依次序慎用湯丸失於遲下其胎必黑變證蜂起此爲難
治若見舌胎如漆黑之光者十無一生此心火自炎與邪熱
二火相乘熱極則有兼化水象故色從黑而應水化也若乃
藏府皆受邪毒日深爲證必作熱證雖宜下之乃去胃中之
熱否則其熱散入絡臟之中鮮有不死者譬如火之自炎初

則紅過則薪爲黑色炭矣此亢則害承廼制令以十二舌明著猶恐未盡諸證復作二十四圖并方治列於左則區區推源尋流實可决生死之妙也時至正元年一陽月上澣日

鄭元祐曰江右杜君諱本字原父號清碧先生苦志於學經史多手寫成集沈默寡言笑嘗一再遊京師王公貴人多樂與之交已而武夷詹君景仁由三公掾授淅東憲府照磨延先生南入武夷且買屋置田爲久遠計已而朝廷修三史蒙古色目漢人南人各舉一處士君以南人處士徵授翰林待制奉訓大夫出至錢唐以病歸其殁於至正十年秋八月道遠不能弔令人感念云遂昌雜録

薛己序曰夫人之受病傷寒爲甚傷寒之治仲景爲詳人皆知之而未必能行之者豈非以其治浩繁有難卒貫者乎舊有敖氏金鏡録一篇專以舌色視病既圖其狀復著其情而後别其方藥開卷昭然一覽具在雖不期乎仲景之書而自悉合乎仲景之道可謂深而通約而要者矣予者承乏留都嘗刻之太醫官舍本皆繪以五采恐其久而色渝因致謬誤乃分註其色於上使人得以意會爲今廷尉景山錢公體仁博施一旦見而悦之遂命工登梓名之曰外傷金鏡録蓋寒之所傷本自外至嘗見傷於内亦有徵焉將詮次而繼傳之茲姑以外别之也所以然者人之一身皆受生於天心名天

君故獨爲此身之主舌乃心之苗凡身之病豈有不見於此者尚何内外之間哉特患人之不化耳嘉靖丙辰秋日奉政大夫大醫院院使致仕姑蘇薛己撰

盧復序曰敖氏不知何許人有舌法十二首以驗傷寒表裏杜清碧又增定爲薛立齋再加潤色流行於世卷帙單薄雖傳不能久存也此法大裨傷寒家乃識傷寒之捷法人身傷寒氣從同類則腎水有餘而澆犯心火矣所謂人傷於寒則爲病熱者此也故色見徵於心之苗苗者其舌也欲辨内外風寒者非舌不可爲據敖與杜雖能傳之似尚未達其所以然而予姑妄擬之如此傷寒惟視舌識病則風暑濕恐亦有

定法當俟後之作者、

汪琥曰、敖氏外傷金鏡録元清碧學士杜先生著、相傳敖氏三十六驗舌法、琥按仲景論但云白胎胎滑、而此則更有純紅純黄黑刺裂之別、復於仲景大小柴胡白虎湯、茵蔯蒿湯、梔子豉湯、五苓散、三承氣等湯之外、更用透頂清涼散、涼膈散、天水散、黄連解毒湯、玄參升麻化斑等湯、此皆治傷寒溫熱之神法也、

按孫天仁萬應方第二卷末、附載是書、題曰傷寒氷鑑辨舌論、有杜自序、文多不同、序後記至正辛卯中秋前二日、翰林學士杜本、考杜没在于至正十年、歲次庚寅、

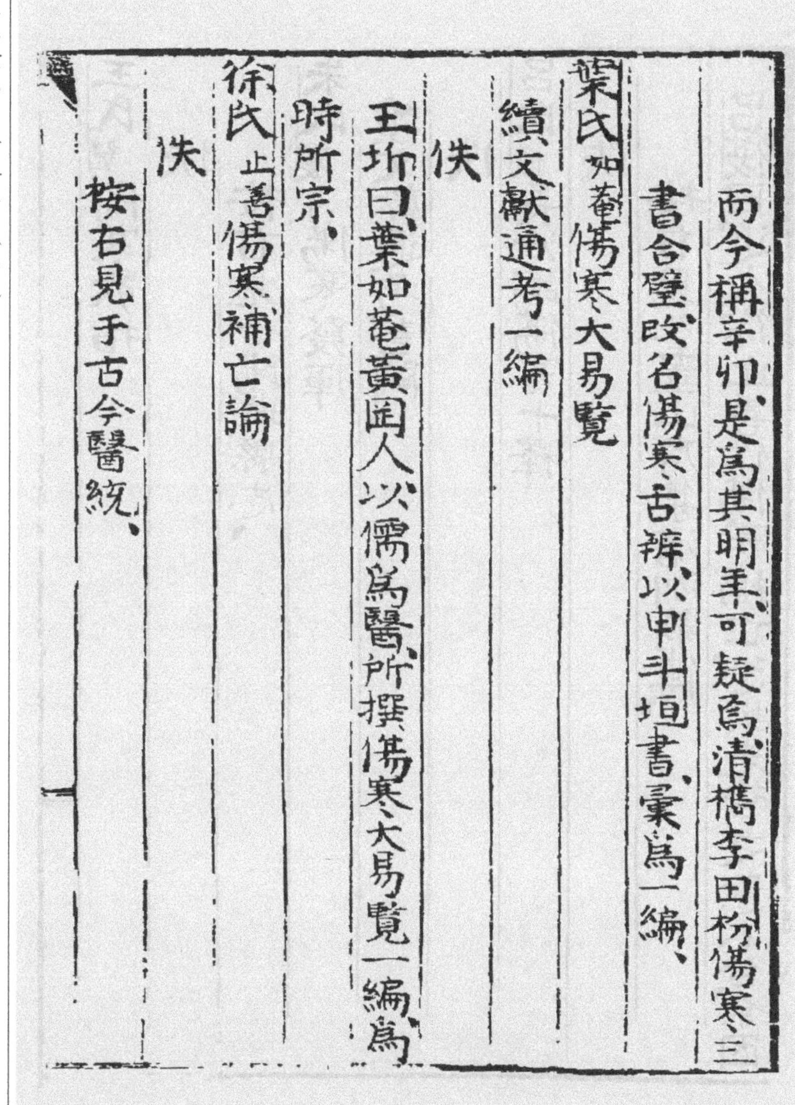
而今稱辛卯，是爲其明年，可疑爲清穚李田杤傷寒三書合璧，改名傷寒舌辨，以申斗垣書，彙爲一編。

葉氏如菴傷寒大易覽

續文獻通考一編

佚

王圻曰：葉如菴，黃岡人，以儒爲醫，所撰傷寒大易覽一編，爲時所宗。

徐氏止善傷寒補亡論

佚

按右見于古今醫統。

王氏（翼）傷寒歌括

佚

按右見于陽城縣志。

朱氏（震亨）傷寒發揮

續文獻通考卷闕。

佚

呂氏（復）長沙論傷寒十釋

佚

按右見九靈山房集滄洲翁傳。

呂復曰近人徐止善作傷寒補亡恐與先哲之意不合余因

竊舉大要，以補成氏之未備，知醫君子，或有所取也。

趙氏（崧心）傷寒釋疑

佚

按右見于傷寒治例。

王氏（履）傷寒立法考

一卷

未見

按右見于菉竹堂書目。

醫史曰：王履，字安道，崑山人，學醫於丹溪朱彥脩，盡得其傳。嘗謂張仲景傷寒論爲諸家祖，後世雖多立論，率不出其藩離且素問云人傷於寒爲病熱、言常而不言變、仲景推寒熱之故、履乃備常與變、作傷寒立法考、又謂諸病陽明篇無目痛、少陽篇言胸脇滿而不言痛、太陰篇無嗌乾、厥陰篇無囊縮、凡此必有脫簡、乃以三百九十七法去其重複者、僅二百三十八條、乃合作傷寒三百九十七法、極論内外傷經旨異同、并中風中暑辨議、名曰溯洄集一卷、標題原病式一卷、百病鈎玄二十卷、醫韻統一百卷、履篤志苦學、博極群書、爲文若詩、皆精詣有法、畫師夏圭、行筆秀勁、布置茂密、評者謂作家士氣、咸備云、履元季嘗遊華山、作四十餘圖、書紀遊詩于其上、今江南好事家藏之、

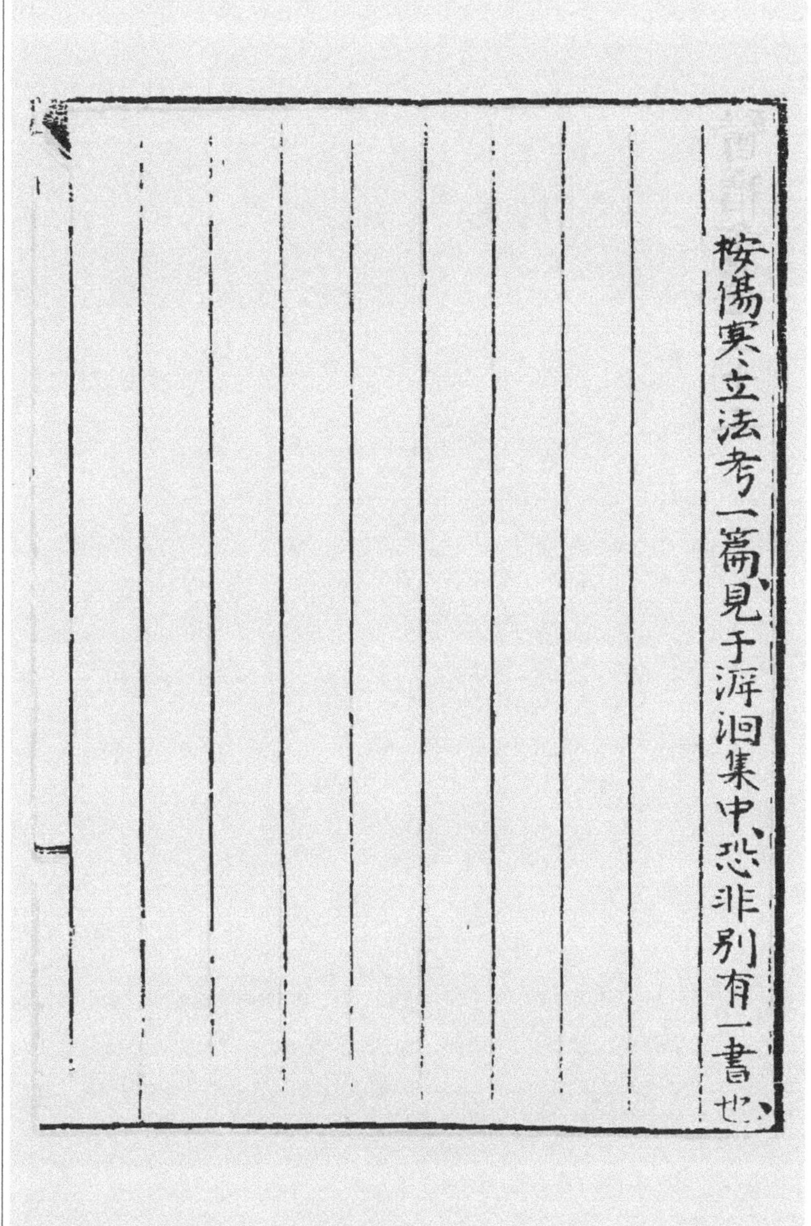

按傷寒立法考一篇見于溯洄集中恐非別有一書也

醫籍考卷三十二

醫籍考卷三十三

東都　丹波元胤紹翁編

方論十一

劉氏純傷寒治例

國史經籍志一卷

存

蕭謙序曰，傷寒治例者，名醫劉翁之所著也，翁名純，字宗厚，其先淮南人，以事移關中，遂家焉，予晚生不及識翁，因企慕而訪求翁後，見其譜牒，乃簪組裔也，翁爲人博極群書，尤精醫道，厥考橘泉先生，受業丹溪之門，及翁繼之，醫道大行，家聾大菩遂以所學於父師者爲此書、蓋有以遡素問之源、擴仲景之旨、治傷寒者、循此而行、如射而中、獵而獲、足以起死回生、易危爲安、無夭横之危、皆躋仁壽之域矣、予得而刻之、益有以廣傳翁之德惠、不特此爾、翁所著、又有醫經小學、玉機微義、傳於世云、成化己亥歲、陽月吉旦、易菴居士蕭謙書、

陝西通志曰、劉純字景厚、洪武中居咸寧、博學工文辭、喜吟咏、深明醫道、作醫經小學、壽親養老補遺、傷寒治例、玉機微義等書、

汪琥曰、傷寒治例、吳陵劉純宗厚編集、書止一卷、其辨傷寒、自發熱始、至循衣摸牀、其病八十七條、末後又溫瘧等病

八條，每條皆有治法，有如發熱病，其治則曰解表，曰發汗，曰解肌，曰和營衛之類，其例則曰隨經，曰隨病，曰隨時，曰變例，曰禁例，曰針例，其法詳審精密，於仲景原論之外，而能雜以後賢方治，蕭易菴序云，治傷寒者，循此而行，如射而中，獵而獲，可以起死回生，其言信不誣矣，

四庫全書提要曰，傷寒治例一卷，明劉純撰，其體例與雜病治例相同，不標六經，亦不分表裏，但以現證九十五種爲綱，而每證推其病源，與其治法，亦成化己亥蕭謙所刻也，

傷寒祕要

國史經籍志一卷

未見

亡名氏傷寒集義

二卷

未見

按見于菉竹堂書目、

文淵閣書目曰、傷寒集義一部、一冊、闕、

傷寒撮要

一卷

未見

按右見于菉竹堂書目、

文淵閣書目曰、傷寒撮要一部、一冊闕、

傷寒提要

文淵閣書目曰、一部、一冊闕、

未見

傷寒類書

文淵閣書目曰、一部、一冊闕、

未見

張氏兼善傷寒發明

二卷

未見

按右見于蒹竹堂書目、

黃氏仲理傷寒類證

十卷

未見

自序曰、醫家之學、有自來矣、軒岐以降、仲景傑興、而醫道始大備矣、可爲法於後世者、惟仲景傷寒之書而已、叔和王公復爲編次、以利後人、功亦大矣、自晉而下、代不乏人、殷丞孫兆、翰林謝復古、處士郭雍、無已成公、凡百餘家、皆祖述其説、莫不傳註啓發良多、然而有失仲景之本意亦不少矣、至於穿鑿附會、雖有潤色文采之美、缺疑既多、傳註何補、愈使後人學之難也，可勝嘆哉。僕自幼迨老，著意斯術，涵濡仲景之書幾二十餘年，乃敢折衷條析，類證分門爲卷。以其脈法精純，有證有論有方者，爲內編；以其精粗相駁者，爲外篇；以其有論無方無證者，爲雜篇。後以平昔所聞師友討論之言，或能發明仲景之微奧，或得古人不言之妙，悉採取之，立爲傷寒辨惑入式，附于類證之右。以論見證，則首尾相貫；以號見條，則言不重複。使學者開卷不待披檢，而門類方論脈證已粲然矣。嗟夫！吾嘗見人議仲景書，猶儒家之六經也，可謂格言矣。及夫臨病施治，則執以家傳秘方，或得或失，詰其所以，則莫知適從，而仲景之書已罔然矣。斯亦舉世之大謬也。何則醫豈易言哉非神聖工巧不足以參天地契陰陽施品劑起死回骸而造仲景之旨焉愚謂業醫而不由仲景之門猶儒家之不宗孔子而好尚諸子百家者也類證之編深負僭咎非敢貽諸能士特為初學者之助云耳時洪武癸酉菊節日薌溪馬鞍山黄仲理序

按

陸氏參攷傷寒論類證便覽

國史經籍志十一卷

存

凡例曰仲景張先生所述傷寒論一書舊本多失其真未免

魯魚亥豕之謬、今遵善本校正、或有闕疑、則亦博參諸家之書、附會其說、一傷寒論、叔和王先生雖爲撰次、猶未便檢閱、今遵黄仲理先生類證分門、以便後學、仲理之說、於傷寒論各有發明者、録於各條舊註之下、以圈別之、一傷寒論、無已成先生已有註釋、今遵舊本細書之、而以其所著明理論、大書於各類之首、庶幾後學因無已之言、而馴入仲景之室耳、一傷寒賦、悉遵蒙齋吳先生之所撰、一傷寒論舊方凡一佰一十三、今增至三佰三十四、悉遵朱奉議活人書、和劑局方、及陳良輔胎產藥方、曾世榮小兒傷寒藥方、李東垣此事難知藥方、非敢妄爲之說、題詞曰傷寒類證仲理黄先生所編也然其方法悉遵仲景其分門析類學者已便於檢閲也吾先君嘗欲梓行未果僕自登歲沈潛是書已有年矣但病其中少有闕疑於是附會衆説及補遺經驗藥方亦不敢妄加己意故名曰傷寒類証便覽壽梓刊行嘉樂四方同志共之後之高明者幸恕僭弘治己未歲菊月之望曉山後裔陸彥功識

唐高仁序曰古今擅名醫業亡慮數百家而傷寒一證漢張仲景獨得其要嘗著金匱玉函經首論傷寒後建安初以宗族多死于是疾復著傷寒論二十二篇為法三百九十有七為方百一十有三醫往往熟復其辭而究極其理治傷寒輒

刻書雖王叔和爲之撰次成無已爲之註釋黄仲理爲之類證錯綜訛舛違有之鮮克釐正同邑陸氏世以醫鳴至彥功甫益工所業諸科雜證罔不究心至傷寒闖仲景之室而盡其奧人之有疾而造焉者絡繹不絕其門如市彥功未嘗牽其劑而規之利養其成而多之勞宣通虛實輕重濇滑燥濕各以其證用是全活甚衆遐邇德之暇日出其手正仲理類證張氏書授迺子孚載暨甥張政鴻吳以頎輩俾三復校讎釐爲十一卷目之曰傷寒類證便覽間示予求序且曰是先世之志也因取脉之門分類析臚列條貫且以無已之論冠置各類之首仲理之說圖列舊註之外又布運氣諸圖于前

以効用于今備經効諸方于後以增多于昔學醫者得是編而閱之因門尋證而證不眩於尋因註繹理而理不棼於繹因法治病而病不難於治因方制藥而藥不惑於制其所謂升高而睇遠宅中而觀隅誠有便於覽者元翰學後初有言李明之傷寒會要見證得藥見藥識證以類相從指掌具見倉卒之際粗工用之如載司南以適四方無問津之惑是編之輙不啻過之嗚呼亦仁矣雖然五方異習五氣異感五行異稟則五性易便蓋有同疾而殊治者醫惟不離其類而亦不遺其類不盭其法而亦不泥其法不失其方而亦不執其方斯可矣膠柱調瑟而不能以言消息而曰醫師之良也吾

惑焉弘治己未秋九月菊節日同邑祈菴唐高仁序

程敏政題歙陸氏先祠記後曰陸君彥功世以醫鳴徽歙間而又篤于祖烈觀此記可見矣古稱醫爲仁術仁之施必由親始若彥功者豈非難哉今彥功被召至京師醫名日著蓋有進用之漸矣方以母服辭仁不遺親益難乎因託人爲錄此記而歸之彥功服闋北上將供養尚方大著醫國之功使仁術所施者益廣則所以發先世之幽光者不益遠乎彥功六世祖夢發文丞相同牓進士官至大府丞有曉窓集予未之見也方虛谷先生亟稱之彥功當寫一本見寄予輯新安文獻志仁賢之言豈不少哉文集

徐春甫曰、陸彥功新安古歙人、世以醫鳴、至彥功益著、遐邇求療日益效衆、朝廷聞而徵官大醫院、辭歸、編述傷寒類證便覽十卷、今行世、

趙氏（道震）傷寒類證

未見

定遠縣志曰、趙道震字處仁、金華人、精於醫、凡軒岐以下諸書、靡不精究、受學丹溪所造益深、洪武己巳、徙籍定遠、活人頗多、未嘗言利、永樂丙戌、上命行人召修大典、運氣書、震董其事、歸而課子醫業、暇則歌楚辭以自適、卒年八十四、所著有傷寒類證傳於世、

王氏日休傷寒補遺

未見

盛氏寅六經證辨

未見

汪琥曰：王日休有傷寒補遺，盛啓東有六經證類，呂滄洲有內外編，張氏纘編二論中，每節取其語，及訪其書，又秘而不傳，淺見寡聞，甘爲世誚。

吳江縣志曰：盛寅，字啓東，以字行，逵之子，工詩善醫。永樂中治內侍蠱奇驗，聞於上，召對稱旨，授太醫院御醫。太子妃孕而疾，動命寅診之，曰：此血疾也，當用利藥。諸醫皆駭沮，妃令言利藥者進治，明日疾大已，乃錫金幣直錢千緡。寅在上前，持論梗梗，上甚重之。扈從北征，尋掌太醫院事。宣德元年，賜勅褒嘉曰：侍上命視親王疾有効，特賜白金、良馬。嘗應制賦瑞雪詩，又嘗與同官韓叔暘奕於御藥房，駕卒至，不及屏，二人叩頭待罪，上命終局，因御製醉太平詞一闋以賜，仍命作詩，其寵遇如此。正統元年，丁父艱歸，周文襄公忱素善寅，餉米百石，寅却之，貽以詩，有魚龍江海夢、雀鼠稻粱謀，忱歎服焉。服闋，將赴都，忽遘疾，自診脈曰：吾不起矣。臨終作詩三首，年六十七。子宏、子僎，從子倫，孫愷，俱以醫世其家。僎性耿介，嘗使家童輸糧於官，多取一籌以歸，僎怒，置米屋後以飼鳥

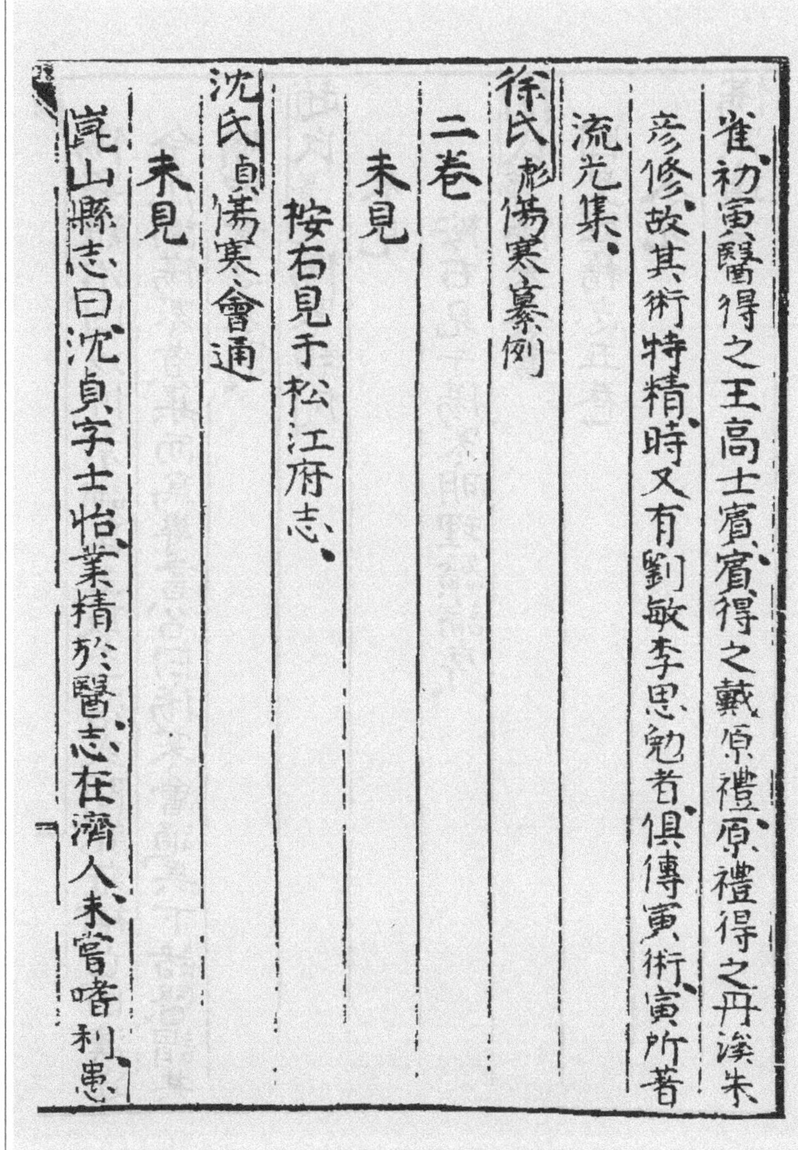
雀，初寅醫得之王高士賓，賓得之戴原禮，原禮得之丹溪朱彦修，故其術特精。時又有劉敏、李思勉者，俱傳寅術，寅所著流光集。

徐氏彪傷寒纂例

二卷

未見

按右見于松江府志。

沈氏貞傷寒會通

未見

崑山縣志曰：沈貞字士怡，業精於醫，志在濟人，未嘗嗜利，患

傷寒難治因以仲景論爲主取李浩或問郭雍補亡由漢迄今凡論傷寒者集而爲專書名曰傷寒會通吳下諸醫謂其補仲景之未備

趙氏景元傷寒類例

未見

按右見于傷寒明理續論序

陶氏華傷寒全書

國史經籍志五卷

未見

傷寒瑣言

一卷

存

自序曰：醫之爲道，何道也？曰：君子之道也。苟非存心有恒者，可輕議哉？何則？夫藥之性能生人，亦能殺人，蓋操之不得其要，則反生爲殺矣。惟君子則立心不苟，故其爲業必精，及其臨病，則必詳以審，故能化悲痛爲忻歡。小人之性忍以貪，貪則惟利是圖，忍則輕忽視人命，逮及臨病，則誇以畧，不察病之虛實，輒投瞑眩之藥，不殺人也幾希。吾固爲君子之道也。予晚年得子，方適弱冠，柔軟多病，習懶不能自強，必非能受此道者。日夜痛心，懼夫吾歿之後，有病委之庸醫，足可以傷生滅性孟子云不孝有三無後爲大有子多病不傳以濟生之道一旦夭札祖宗之祀事絶矣豈爲人父之道哉某今年七十有七衰邁殊甚桑榆之日豈能久照日夜用心以緝成傷寒明理續編論法雖畧備非有師承口訣不能融會貫通于心又著瑣言一卷文雖鄙俚然言簡意到其中包括仲景不傳之妙皆世所未嘗聞見剖露肺肝以罄其藴奥寔升高之梯階當寶之如珠玉潛心玩繹搜索以盡厥旨有疑輒問不可因循務期日進高遠司馬温公曰達則爲良相不達則爲良醫豈非君子之道乎汝宜服膺此訓敬慎而行之他日倘能以斯道濟人亦君子也若存心不古以吾言爲妄謬及

以斯道殺人、負吾之用心、非吾之子也、正統十年乙丑中元日、餘杭節菴道人陶華、

傷寒家秘、的本

一卷

存

陶華曰、吾老矣、傷寒、專科、實得仲景先師、厥旨雖無萬全之功、十中可生八九、嘗著有書、不能盡心刻骨、因今老邁後恐繼業者、不得其傳、有玷名行、遂將一生所蓄肺腑語句、併家秘不傳之妙、及一提金、殺車槌法、逐一語錄于後、論註證而證註脉、脉註法而法註方、再三叮嚀、吾後子孫、不必集閑方

而觀別論別繁亂而莫知其源必須熟記久則自然精貫不與庸醫伍不使時醫笑可也爾宜珍藏受授謹之慎之毋怠毋忽故戒

傷寒家秘殺車槌法

一卷

存

陶華曰吾專傷寒深明奧旨脉正則道合神機用藥則隨手取應的本續論全備發明殺車槌法世之罕有永爲養生之寶矣今將以秘驗三十七方就註三十七槌法二十條煎法二十條劫病并製解法名殺車槌也實爲我肺腑不傳之妙

我後子孫，一字不可輕露，莫與俗人言，莫使庸醫見，爾宜謹慎珍藏，毋違，亦之致囑也。

傷寒證脈藥截江網

一卷

存

陶華曰：傷寒之病，非比雜科，乃大方脉之首務也，其間脉理精深，艮震無常，死生反掌，甚所難明，苟或有稱治傷寒者，未免羊質虎皮，然則名譽虛隆，而實德則病矣，余早年盲學，昏如蠅觸牖，後得漢長沙張仲景先師治法，所得王函遺善，名曰遺芳嘉秘，玩而誦之，以開茅塞，手足舞蹈，不自知也，數試數効、豈不珍重哉、第恐吾老子亦循前之昏學、臨病無措、故將遺旨應手得心訣法纂、以成集、名曰傷寒證脉藥截江網、存與朝々講覽以省、省己之愚、

傷寒、一提金

一卷

存

陶華曰、余雖專傷寒、科、必出乎庸俗誇誕之醫、萬萬、且余一生所蓄肺腑家秘、語句方法俱已備載、發揮、窺我門墻者、雖有多人、然片言不繫之要、不得再四經目講明、故述啓蒙捷法脉要貫、珠數一、一一開註明白、所示、自宜謹慎深密、勿授受

於非人、毋輕泄於澆薄、莫負我之用心耳、

徐春甫曰、傷寒六書六卷、明臨川陶華尚文著、號節菴、六書名瑣言、家秘、殺車槌、一提金、截江網是也、惜其不能發仲景之旨、

汪琥曰、傷寒六書、明餘杭陶華尚文著、書凡六卷、其第一卷曰瑣言、第二卷曰家秘、第三卷曰殺車槌、第四卷曰一提金、第五卷曰截江網、第六卷曰明理續論、命名鄙俚、辭句重複、辨證不明、方藥雜亂、以至俗學傳習、流禍至今未已、王宇泰曰、陶氏之書、不過劉南陽唾餘、尚未望見易水門牆、而輒詆傷寒爲非全書、聾瞽來學、蓋仲景之罪人也、

傷寒治例點金醫藏目録作點點金、二卷

未見

傷寒治例直指二卷

未見

傷寒直格標李論一卷

未見

按右三書、見于浙江通志、

錦

徐春甫曰，傷寒治例四卷，陶華著，述直格六書而作之，其論雷同，而別無方法，其實一書，而爲三書矣。

傷寒段段錦 傷寒全生集作十段錦。

醫藏目録卷闕。

未見

閔芝慶曰，陶氏十書，乃先後隨筆成稿，未經刪定，故多舛錯，且多雷同也。傷寒闡要編

趙氏 心山 鼇正傷寒六書

醫藏目録六卷

未見

童氏𧷤學傷寒六書纂要辨疑

四卷

存

自序曰余嘗苦夫傷寒者苦其無要也仲景之書傳世已久遺

帙頗多不可為要也審矣嗣是而叔和之詮次未免穿鑿成

無已之註釋並無正訛可為要乎即古之　見微允

訛

景書之未備惜其立論見之瑣言者後見之家秘見之續論訛足補仲

見之截江，見之提金，見之槌法，不免層見疊出，此蓋要而未集，辨而未明也。　下　十有餘載，集其書矣，有完本、初集矣、再集矣，其集猶未確也。及見中吾劉先生之集，乃欣然曰：此集真爲得要，然猶仍六書之舊，戰汗之條，未載痞結之證多舛，又爲集之闕典。余從而纂之、辨之，去其繁蕪，補其闕畧，剖其正訛，而纂要辨疑乃成。于是求其梓於趙師有光（號南鹹，福州人）。師復云：此一集也，真仁者壽世之術，苦心極矣。彼著有知，諒不令苦心之人至於湮沒，知言哉！知言哉！崇禎五年季冬月望日，邵武縣儒學訓導童養學壯吾識。

楊氏恒山傷寒宗陶全生金鏡録

未見

吳學損曰傷寒科首宗仲景其次莫若陶節菴後世名人辨論雖善終無便于後學吾友楊氏恒山著有傷寒宗陶全生金鏡録一書簡該精當誠仲景之功臣節菴之正傳也痘疹四合全書凡例

熊氏宗立傷寒運氣全書

明志十卷

存

自序曰陰陽升降運氣之常道也蓋司天在泉上下其位五運有太過不及之異六氣有逆順勝復之殊在昔軒岐之聖

憫生民之札瘥，啓素問作内經，有曰先立其年，以知之氣，左右應見，然後乃可知死生矣。然微辭奥旨，未能究研，况傷寒之病，傳變不常，非雜病可比，苟能明歲時之推移，陰陽之變異，主客之勝復，補瀉之盛虚，以至實實虚虚，損不足益有餘，而不罹於夭横者，尠矣。迨漢張公仲景，以不凡之姿，始深究内經，採微索隱，繼往聖，開來學，迺述傷寒雜病論凡十卷，則假如再三，至於鈐訣脉病證治，一遵仲景成法，使人展卷，則三百九十七法之昭明，一百一十三方之顯著，群疑氷釋，次序條貫，是編既成，目之曰傷寒必用運氣全書，敬質於致仕節判考亭黄公景衡，侍御三衢丁公元凱，僉謂纂圖括例，俱以詳明、有裨後學、因勤 工繡梓、以廣其傳、僕不揣凡嵒、自忘鄙陋、而搜求取舍之是否、尚俟高明君子辨正云、天順二年歲在戊寅秋七月良日、鰲峰熊宗立道軒、

虞摶曰、或問鰲峰熊氏纂集運氣全書、及撰爲傷寒鈐法、以病者所生年月日時、合得病之日期、推算五運六氣、與傷寒六經證候、無不吻合、謂某日當得某經、某經當用某藥、而以張仲景一百一十有三方、按法施治、如太陽無汗麻黃湯、有汗桂枝湯之類、使後學能推此法、不須問證察脉、但推算病在此經、即用此經之藥、實爲醫家之捷徑妙訣也、吾子可不祖述乎、曰此馬宗素無稽之術、而以世之生靈爲戲玩耳、竊

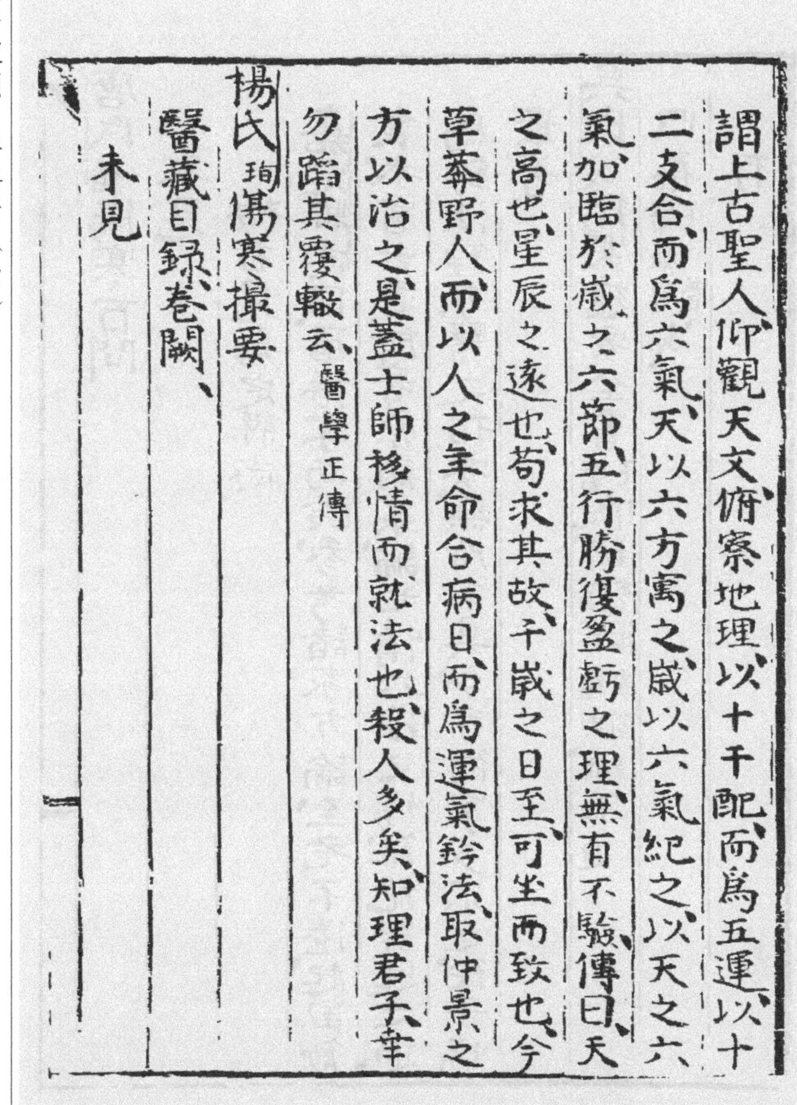

謂上古聖人仰觀天文，俯察地理，以十干配而爲五運，以十二支合而爲六氣。天以六方寓之，歲以六氣紀之，以天之六氣加臨於歲之六節，五行勝復盈虧之理，無有不驗。傳曰：天之高也，星辰之遠也，苟求其故，千歲之日至，可坐而致也。今草莽野人，而以人之年命合病日，而爲運氣鈐法，取仲景之方以治之，是蓋士師移情而就法也，殺人多矣。知理君子，幸勿蹈其覆轍云。醫學正傳

楊氏珣傷寒撮要

醫藏目録，卷闕。

未見

唐氏椿傷寒百問

未見

按右見嘉定縣志

嘉定縣志曰唐椿字尚齡參考諸家方論至老不倦起臥飲食未嘗去書所著原病集論七情六淫之傷飢飽勞逸之過爲詮法詮方醫之指要無所不具今方術家多宗之從子熇最著

吳氏綬傷寒蘊要全書（醫統作傷寒蘊奧浙江通志作傷寒蘊要圖說）四卷（醫藏目録作八卷）

存

自序曰、予醫業始於曩祖吳仁齋、至父仕宗三世也、不幸蚤年失怙、遂荒於醫、暨長始讀、黃帝內經、仲景傷寒論之書、懵懵然、茫若望洋、而無所知、切嘗自恨賦性魯鈍、學不逮人、柰何經意言簡義奧、援引幽邃、初學爲難、讀而置之、訓故弗明、竟不能會其旨要、乃知醫法豈易言邪、遂乃訪求師範、窮究諸書、申請講解、三十餘年、頗有所得、畧見萬分之一也、幸辱見知於所司、舉爲醫學正科、未幾召入太醫院、選進御藥垣、供事日近聖天子清光、以啚報稱於萬一、及侍春宮進藥、頗有効勞、歷陞御醫院判、荷蒙聖明恩至渥也、居無何、以疾上聞、賜告回還、暇日、抑考古今傷寒、諸書、觀夫仲景傷寒、大論、其例三百九十七法，一百一十三方，與夫六經傳變，陰陽虚實，發汗吐下，告戒諄諄，施治變化，微妙無窮，實爲濟生之憲，萬世不易之大法也。惜乎世代湮沒，而不獲全，不能使人無憾焉。厥後南陽朱奉議作活人書，深有補遺仲景之書。三山趙嗣真釋其書，而有可疑者甚多。蓋此書又難於專用也。近代雖有傷寒書迭出者，而欲以文法詩賦，意在協於音韻，殊不知失其本義，雖錦繡千篋，終不能以禦烈膚之寒，曾若一狐裘之愈哉。且夫傷寒六經傳變之際，陰陽幽顯之微，如火極而似水，水極而似火之證，往往不識，疑似參差，猶豫進退，而無更新之道，或亂投湯劑，或袖手待斃者有之。故經曰：陰盛陽虛汗之則愈下之則死陽盛陰虛下之則愈汗之則死虛盛之治相背千里吉凶之機應若影響豈容易也哉又曰桂枝下咽陽盛則斃承氣入胃陰盛以亡死生之要在於須臾視身之盡不暇計日仁者鑒此豈不痛歟此之謂也蓋其不忍人之心所不能已也於是僭不自揆蒐輯仲景傷寒大要之法而爲之主傍取諸書鉤其玄者附益之非敢別爲議義互相牴牾也會萃輯集目之曰傷寒蘊要全書每一過目輙見舛遺遂至四年三復讐正以鋟諸梓不敢自謂已至而傳之將來大槩欲其古今端緒同歸以便省覽而已管見如斯庸俟賢哲君子改而正諸庶俾後之爲醫者皆知有所取法

云弘治乙丑仲春上巳太醫院院判錢塘吳綬序

凡例曰是書本素問之說則稱內經曰也本以傷寒論之說者稱經曰也本於諸書之說者則引具諸書之名中間亦有語句不便者則隱而不發以成一書之便為一首録內經五運六氣之法者此為醫家之先要也若不知天道歲氣之理而欲語治傷寒者如無日夜行後臨深池危哉一經絡不可不知凡傷寒必識病在何經為主其陰陽冷熱不得而明也若不識經絡如渉海問津茫若望洋而已一察色凡至病人之所必先察其面色觀其精神動靜語言何如然後切脈參詳而斷吉凶也一切脈以浮中沈三法為主蓋傷寒之脈不

可與雜病同日而語曰所以只取傷寒脉法雜病不取也一審證凡看傷寒必審病人日數與夫曾服何藥病因從何而得目今大小便所去何如俱問也一傷寒正名自有六經傳變為病者是其溫病時疫等證各有本條宜詳辨而治之

汪琥曰傷寒蘊要明太醫院判錢塘吳綬集書凡四卷其第一卷首叙或問運氣察色驗舌辨脉及六經傳變藥性制方煎服之法第二卷辨傷寒溫熱合病併病兩感時氣寒疫冬溫溫毒濕溫溫瘧溫疫中暍中暑霍亂痓證痰證傷食虛煩脚氣皆有方治後論傷寒則曰大頭例發斑例發黄例又發狂心下滿欬喘悸等共二十三例第三卷辨三陽經熱標本

不同則曰表證發熱例、表證惡寒例、汗不徹汗後例、至讝語鄭聲懊憹、共三十六例、第四卷、辨陰陽二證例、又陽證似陰、陰證似陽、至婦人小兒傷寒、共五十一例、末後復繼之以用針之法、大抵此書雖勝於陶氏六書、止以便俗學尋例檢方、初不知仲景論爲傷寒根本、舍本逐末、求之多岐、是雖終身治傷寒、而未悟其理、吾恐其療雖多、而誤治者亦不少、是亦聾瞽來學者也、

彭氏用光續傷寒蘊要全書

醫藏目録四卷

未見

史氏寶傷寒要約

未見

嘉定縣志曰，史寶，字國信，蕭山人，僑居邑中，通陰陽虛實之變，聞有禁方，必重購之，近世惟推東垣、李氏、丹溪諸人，不論也，人冬月衄血不已，寶教之服胡椒湯，其人以爲戲也，固問其說，時方收豆，置數粒斗中，而急蕩之，宛轉上下如意，稍緩遂躍出，乃謂曰，此則君之病矣，人之榮衛調和，則氣血流通，君腦中受寒，故血行澀，澀則不得歸經，故溢出耳，非熱病也，竟服胡椒而愈，所著傷寒要約、傷寒要格，昔人所不及也，

傷寒要格

未見

亡名氏傷寒一掌金

未見

按右見于古今醫統、

皇甫氏中傷寒指掌

十四卷

未見

四庫全書提要曰傷寒指掌十四卷、明皇甫中撰、中字雲洲

仁和人其書原始内經發明仲景立方之意於諸家議論獨

推陶華、十三卷、載節菴殺車搥法、中識于後云先君菊泉與

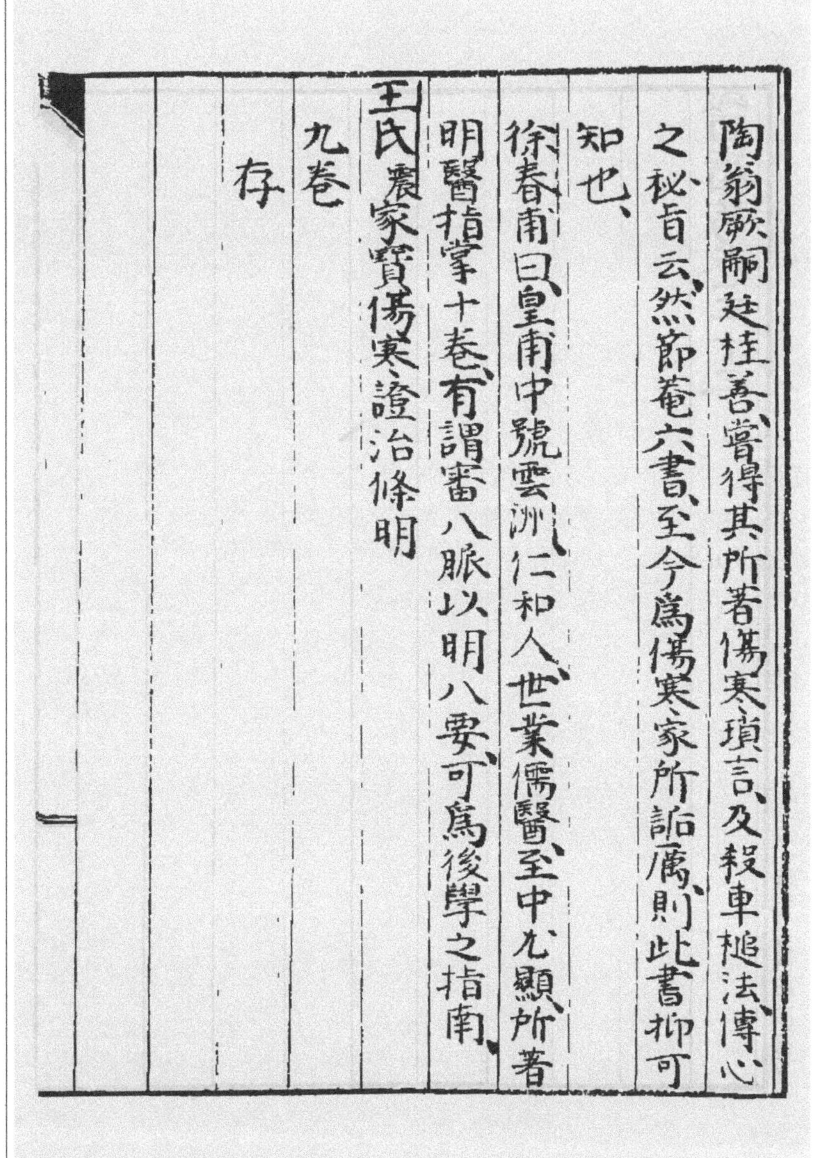

陶翁厥嗣廷桂善，嘗得其所著傷寒瑣言，及殺車槌法，傳心之秘旨云，然節菴六書，至今爲傷寒家所詬厲，則此書抑可知也，

徐春甫曰，皇甫中號雲洲，仁和人，世業儒醫，至中尤顯，所著明醫指掌十卷，有謂審八脈以明八要，可爲後學之指南，

王氏震家寶傷寒證治條明

九卷

存

醫籍考卷三十三
平野良佐抄寫

論傷寒六書

昔漢張仲景著傷寒論、為醫學之祖、然其言專為冬時正傷寒、而設、其於春溫夏熱之異、內傷外感之辨、未之及也、劉河間出、而發明溫暑之不可與傷寒同治、李東垣出、而發明內傷之症、與外感相似、而絕不同、至朱丹溪更發明西北方多正傷寒、東南方少正傷寒、而治法迥別、其論益以精晰矣、仲景之言、奧雅難解、其藥劑與今全不同、唐宋以來、多通其意、師其法、而不盡用其方、迨明陶節庵始以己意、變亂古制、其論率多淺易、行於世俗、雖其言為即病之傷寒設、而溫暑兩症、語焉弗詳、至內傷則畧不之及、於是翕然遵用其書、凡諸雜症、槩以傷寒治之、而殺人不可勝數矣夫桂枝麻黄兩湯之不可輕用人〻知之矣承氣白虎孰非為即病之傷寒設而可一概用之乎仲景於傷寒之自陽經傳入陰經與直中陰經其治法較然有辨則温暑之治裏亦必不同陶氏每謂諸症解表不同而治裏則同豈其然乎自仲景以來二千餘年矣古今風氣異宜方所各别而謂承氣白虎可一槩用之此必不然之論也陶氏以六乙順氣湯代三承氣而仲景之指盡失又輒用三黄石膏湯三黄巨勝湯視白虎且十倍過之雖有囬陽返本湯囬陽救急湯再造湯附於其中而亦雜以大黄黄連石膏加焉其大指主於寒凉攻下絶不為謹護元氣之計金壇王氏謂其聾瞽來學為仲景

之罪人非過論也李東垣曰内傷者極多外感者間而有之又曰初非傷寒以調治差誤變而似正傷寒之症乃藥之罪也朱丹溪曰傷寒内傷者十之八九總以補元氣為主又曰凡症与傷寒相類者極多皆雜症也初有感冒等症不可便認作傷寒妄治西北二方極寒肅殺之地故外感極多東南二方溫和之地外傷極少雜病亦有六經所見之症故世俗混而難别觀李朱二先生之言誠發傷寒論之所未及而為仲景之功臣矣陶氏生李朱之後不能詳考而輒以己意變亂且妄稱得仲景遺意其書刻本又多脱誤（瑣言六神通解散後脱每服五錢四字殺車槌三黃石膏湯後脱每服一兩四字此俗醫妄用石膏所由來也）世之庸醫不學以其便已而

二

私之以為枕秘，於其脫誤，亦不能曉并陶氏之指，而失之肆然號於世曰：吾專門寒科也。世亦以是推之，死者接踵，全不自悔，而病家俱懵不覺悟。以余所見傷飲食者、傷勞倦者、傷暑者、傷濕熱者，槩以傷寒施治，皆死於旬月之間。其有年少氣壯，得以垂死而活，反以為藥之功，不知其本無大症，其至此者，皆藥之罪，而不死者，特幸而免耳。余既目擊其害，故舉李朱二先生之言，錞于申之，以告世之病家，庶有萬一之悟，而并及所據陶本之誤，世醫聞之，亦或有憮然於斯焉。

金壇王氏傷寒準繩序云：陶氏之書，不過剽南陽（此當指南陽活人書而言，蓋謂朱奉議肱，奉議非南陽人，其云南陽活人書，乃言本之仲景耳，仲景南陽人也）唾餘，尚未望見易水門墻、而輒詆傷寒論、為非全書、聾瞽來學、蓋仲景之罪人也、而世方宗之、夭枉可勝道哉、凡例云、後人治傷寒者、既皆識仲景之法不盡、又不知其病本於內傷虛勞、而思補養、但用汗下致死者、其殺人、何異刀劍、興言至此、切骨痛心、今雖以後賢補養之法、附載於篇、而書不盡言、言不盡意、尤望臨病之工、重人命而懼陰譴、熟玩此書、無疑於心、而後下手用藥、即不能然、寧過於謹護元氣、無孟浪汗下、而後庶幾其少失也、按陶節庵六書行世已二百餘年、無有昌言其非者、獨宇泰先生盡力排之、而世莫之知也、故特表而出之、其凡例言後人治傷寒之悞、絕為深痛、苟稍有人心者、其得不慄然於此、併附著之、孟子曰、

三

予豈好辯哉，予不得已也。覽者可以識宇泰先生之意，而無疑於余言也已。

用石膏辨

石膏，本經微寒，而别録以為大寒。别録是也。張潔古云：陽明經大寒之藥，能傷胃氣，令人不食，非腹有極熱者，不可輕用。李東垣云：胃弱者不可服。其丁寧告誡如此。張仲景傷寒論用白虎湯者三，用白虎湯加人參者六，白虎湯以石膏為君主之藥，大抵皆大熕大渴，表裏俱熱，脉洪大，或沉滑者，方與之。又云：表未解者，不可與。成無己云：白虎湯立秋後不可服，服之必為噦逆，以致虛羸者多矣。朱奉議云：白虎治中暑及汗後解表藥非治熱病而夏月伏陰在內尤宜戒之李東垣云血虚發熱證類白虎誤服白虎必死孫兆云四月後天氣熱時宜服白虎湯然四方氣候不齊及歲月氣運不一方所既異當用之時亦宜兩審近時陶氏亦云無渴者不可服此藥為大忌吳氏云足陽明本經發熱潮熱表裏俱熱舌燥煩渴之聖藥如陰傷寒面赤煩躁身熱與胃虛惡心大便不實脉弱食少無大熱者不可用也誤用之傾危可立而待矣趙氏云白虎五六月中暑必用之藥然當審其虛實夫有是病則服是藥大煩大渴之證非白虎不能解然古人再三諄囑即使當用必宜詳審則白虎之不可輕用明矣經云石之性悍石膏質柔膩而性寒凉沉重著於腸胃

卒未可除、仲景傷寒之用、加人參者過半、雜病中暍、亦加人參、溫瘧去人參加桂枝、皆所以救其寒也、又石膏古方用一觔、乃打碎用綿裹煮、則用與今煆研者迥別、活人書改用四兩、每服五錢、劉河間號用寒涼、而其立方亦準此、證治準繩改服一兩、以方計之、活人書所用石膏僅一錢一分、證治準繩亦不過二錢二分而已、吳氏曰、古方大陷胸湯、大黃六兩、今止用六錢足矣、人弱病小者、又當減半或四三之一、芒硝一升、今用二三錢、以例推之、則石膏可知、今人不論何時何證何脉、輒用白虎湯、石膏有用至七八錢者、有用至一二兩者、幾以為常用服食之藥、其氣壯年少者、尚可稍挾虛者、上為嘔逆、下為泄利、不能食而斃者不知其幾矣，此殺人慘於刀劍，而世莫之知也。偶見有一二愈者，以爲此藥之力，而其死者，則曰病不可治。大黄芒硝，猶有言其誤者，至石膏則不復言矣。周禮醫十失四爲下，是病自愈者，半非石膏之力，而脾胃既傷，傳變不一，其禍貽於異日，醫者姑以徼一時之效，不復爲人性命計，而病家懵然從之，墮於坑穽而不覺，其可哀也已。余非知醫者，但目擊近日受石膏之害者甚多，故舉前賢之論，詳列之，庶醫者少知所警，而病家不大蒙其害焉。

余既爲此辨，後閱本草經疏，有云，石膏起死回生，功同金液，用之尠少，則難責其功，世醫罔解，特表而著之，其附白虎湯方石膏自一两至四两麥冬加之知母自七錢至三両又云自一劑至四劑乃知今俗醫所據以此其云一劑當以一両言四劑當以四両言俗醫不察并其本意失之按繆仲醇以醫名於近世而其為經疏則謬誤甚多前輩有云經疏出而本草亡非過論也其稱石膏之功遺禍至今而未已陶貞白言註本草誤則殺人其謂是歟又 國朝之初高沙袁體庵亦以醫名而用藥多寒涼蓋 國初創造之時民氣剛強藏府堅實筋骨壯盛故寒凉為宜然其立方大抵用東垣法以錢計分計而已今休養涵煦八十餘年民人安於太平逸樂藏府筋骨迥異昔時而輙以大苦大寒之重劑

肆行攻伐，視人性命有同草芥，余不識其何說也。今之俗醫既庸且妄，未必盡見經疏，亦未嘗考體庵之傳云何，而影響剽竊，或有援是以自解者，故附及之，以祛世人之惑焉。

又考陶節庵六書，其殺車槌中載三黃石膏湯，石膏兩半後脫每服一兩四字，按瑣言中亦載此方，分明可按也。又瑣言中六神通解散，通誤作湯石膏二兩，後註云治時行三日前，加葱白香豉煎服，殺車槌中亦載此方，加川芎羌活細辛三味俱無分兩註云治時行三月後，謂之晚發，據此則日當作月，下脫後謂之晚發五字，前疑作錢，上疑脫每服五三字，瑣言本方六味共十三兩五錢斷無作一服之理，前字必錢字之誤。又按此方準繩不載，丹溪心法附餘有之，石膏止用八分，正合每服五錢之數，大抵俗醫

六一

所據不過陶氏書、而於其文義往往多不解、至其脫誤、萬萬不復能考証矣、以是堅據其言、而間有一二幸愈者、益以自信、殺人如麻、略不復顧、為究其底裏如此、真可一嘆、余所云未必盡見經疏、亦未嘗考體庵之傳云何、非妄論也、因并附及之、三黃石膏湯七味約共七兩、以每服一兩計之、石膏不過二錢有奇而已、

右清王懋竑白田草堂存稿　乾隆中人

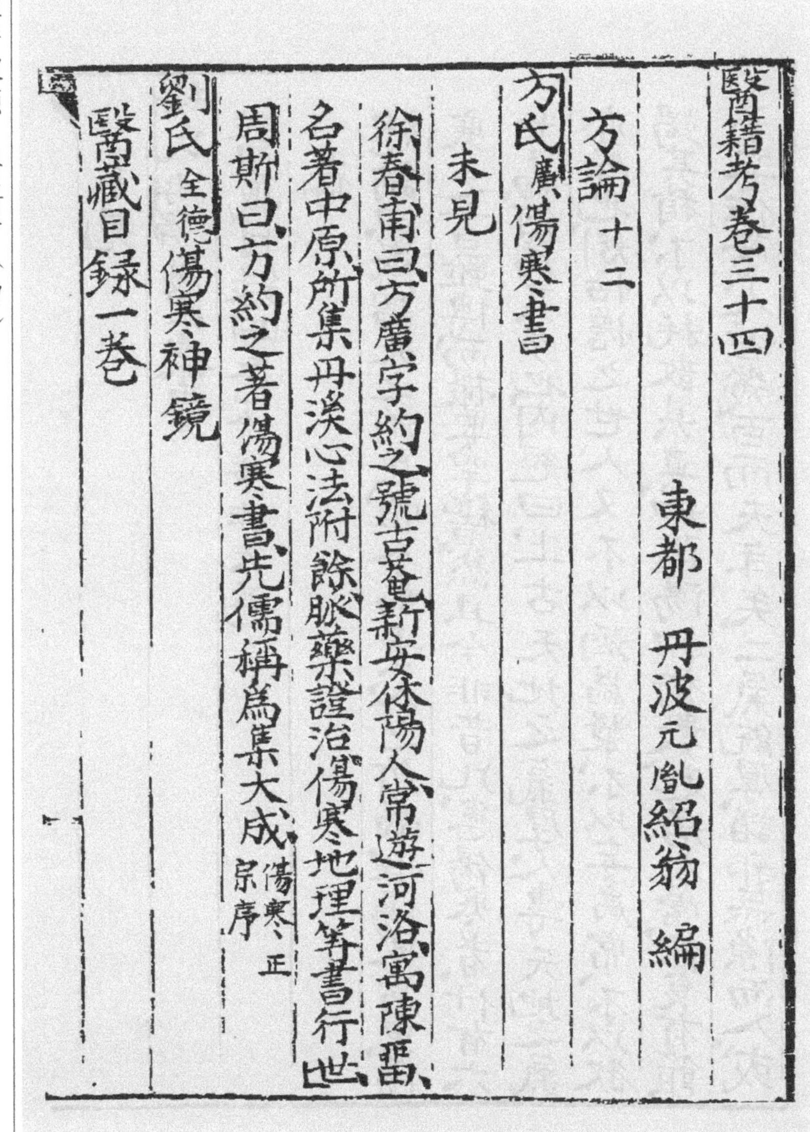

醫籍考卷三十四

東都　丹波元胤紹翁　編

方論十二

方氏（廣）傷寒書

未見

徐春甫曰：方廣，字約之，號古菴，新安休陽人。常遊河洛，寓陳留，名著中原。所集《丹溪心法附餘》《脉藥證治》《傷寒》《地理》等書行世。

周斯曰：方約之著《傷寒書》，先儒稱為集大成。（《傷寒正宗》序）

劉氏（全德）傷寒神鏡

醫藏目録一卷

未見

繆氏存濟傷寒撮要

醫藏目録四卷今本作六卷

存

總論曰愚謂天之所生惟人爲貴人之所病惟傷寒爲重傷寒之書雖博而撮要罕稽然且今非昔比患傷寒者什有六七爲何爲其多也内經曰上古天地之氣厚人稟天地之氣亦厚也矧恬憺之世人又不以酒爲漿不以妄爲常不以欲竭其精不以耗散其真知陰陽和術數起居有常飲食有節不妄作勞人皆幾百而天年矣二氣既厚諸邪無隙而入或

邪外干砭石即愈雖病亦輕也當今天地之氣薄人稟天地之氣亦薄也其所爲與古人悉反故言今人歲不滿百也二氣既虛諸邪得以易侵其爲傷寒者豈不多耶人一患之數日左右即犯二百零一死其正病變病而有一千五百五十一證豈不重耶醫者本不得其要而遽欲治人之重疾或得其要又不能熟讀玩味譬之涉大海而迷其津源何彼能濟乎予已溯諸往古有二百三十七先師其論乎傷寒者專于仲景輩非不精工詳矣而至於要指之歸曰綱領曰望曰聞曰問曰切者未嘗摭拾而總挈之是以世之醫士但知務其名而不知考索於書或有自稱知書者則又支離汗漫而不

得其要其始也不求諸綱領其繼也不求諸望其次也不求
諸聞又其次也不求諸問一切脉而已予已知之矣是以所
藥非所病而殞其身者蓋什九焉嗟乎藥以療病而反傷生
兹非醫不知書之罪與其未得其要而不熟讀之故歟余不
忍蒼生殁于非命又不欲醫者蔽于聾瞶遂將專科書陶翁
要語參考删其繁文補其缺畧理正逆從取綱領望聞問切
六字下纂註識病捷法加不傳之祕共成六卷名曰傷寒撮
要使士庶得此不致中醫之妄治醫家得此如瞽者之復明
孝□惜身濟人者宜佩服而日閱之益深也是爲論
徐時行序曰傷寒曷爲而難治也哉其可畏甚於雜病且真

正傷寒、幾者、有寒、疫瘟疫之類焉、大抵在表者宜汗、在裡者宜下、在上盛者宜吐、半表裡者宜和、挾飲食者宜消、似乎候脉而投劑頗易者、孰知陰陽兼感、是似相參、疾有微甚、治有逆從、苟不察時令之正反、人稟之虛實、而任意妄施、則寒、變熱、變禍不可測、然則可畏不有尤甚於雜症者耶、此治之所以難也、慕松繆先生妙齡攻舉子業、遊學姚江、既而多疾、即就叔肆軒岐之術、偏覽古今諸科方略、頓悟奧旨、審知傷寒爲百病之最、自仲景而下、著述代不乏人、於是採前人之試之成法、而謂之舊論、體前人未發之秘、參以已意、而謂之新論、新舊不同、同於口、口立論不同、同於闡理、遂摘而名之曰傷寒撮要即傳撮其樞要之謂也余觀其書簡約而不涉於繁瑣其辭淺易而不入於艱深其綱與目深悉而不至於遺缺誠醫家之捷徑用藥之法案殆集群醫之大成超乎謌括指掌圖之上而餘皆之下矣明此而何傷寒之難治也哉宗此而又何偏門之爲害也哉蓼松先生者蘇郡長洲繆侍御公讓之冢孫存濟其名云隆慶丁卯季春之吉賜進士及第翰林院國史修撰承務郎大典分校官瑶泉徐時行撰

胡氏 剤鈎 傷寒論編

醫藏目録七卷

未見

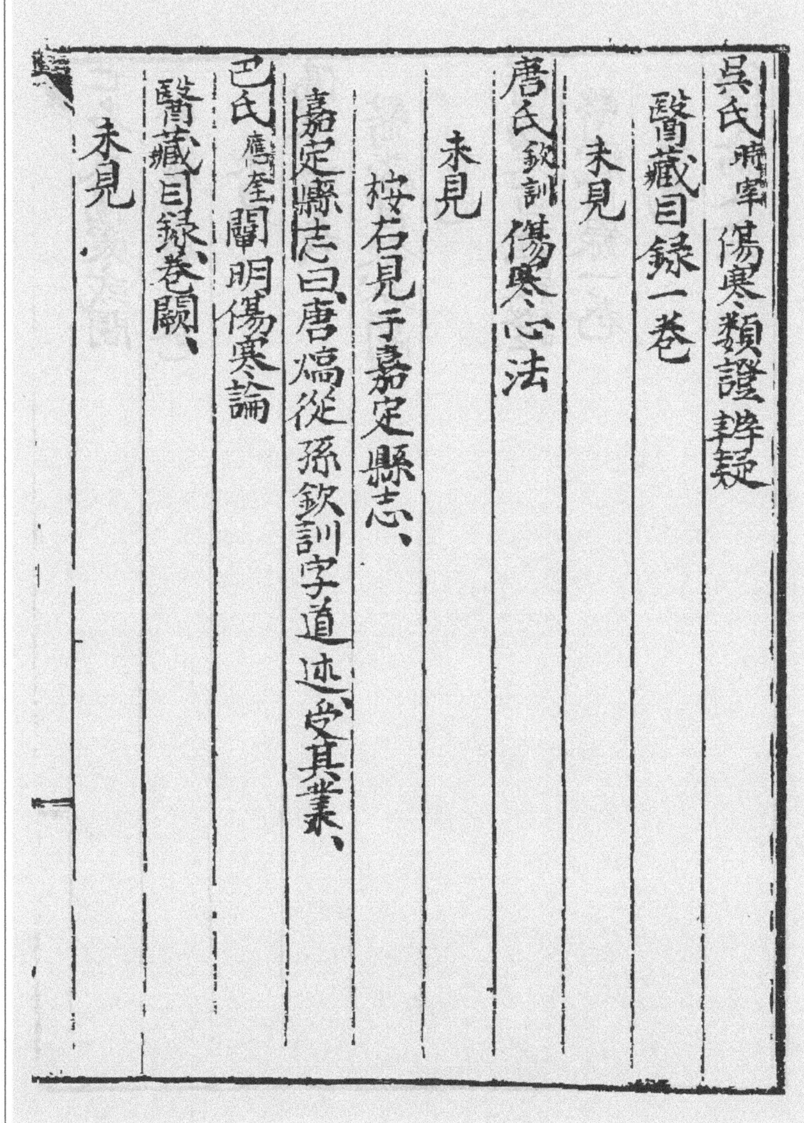

吳氏（瑞）傷寒類證辨疑

醫藏目録一卷

未見

唐氏（欽訓）傷寒心法

未見

按右見于嘉定縣志、

嘉定縣志曰、唐熇從孫欽訓字道迹、受其業、

巳氏（應奎）闡明傷寒論

醫藏目録巻闕、

未見

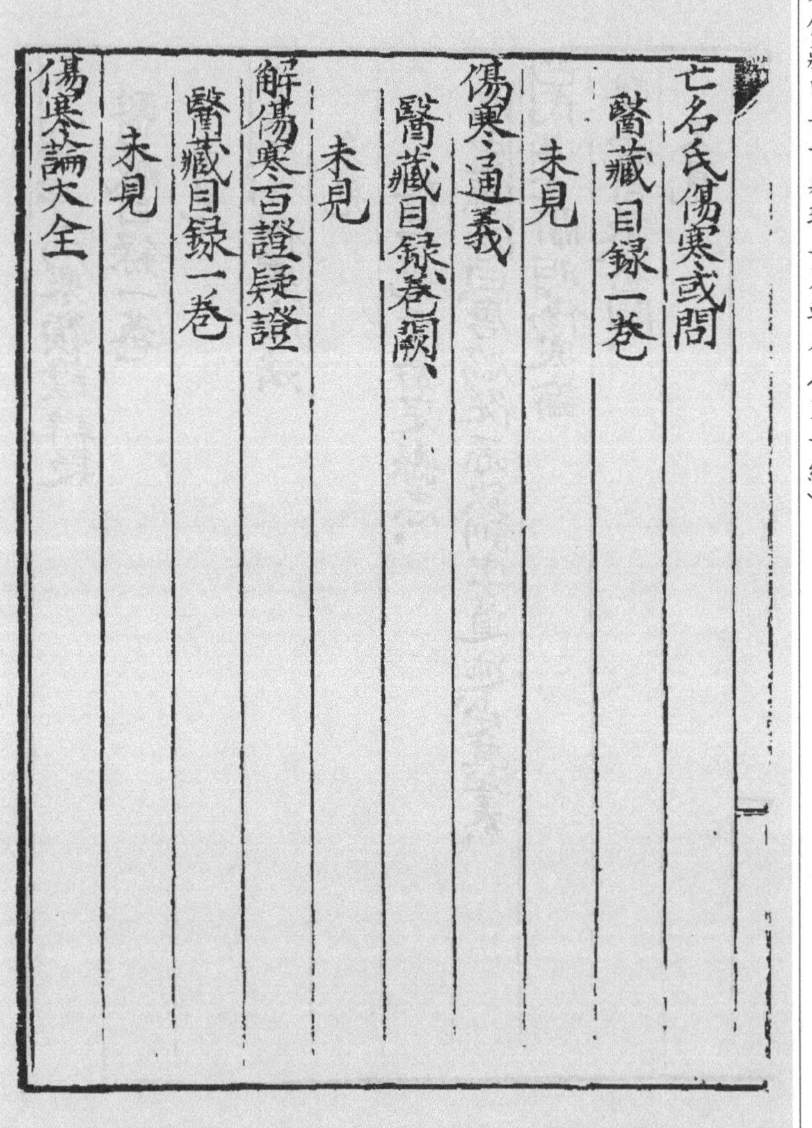
亡名氏傷寒或問
醫藏目録一卷
未見
傷寒通義
醫藏目録卷闕
未見
解傷寒百證疑證
醫藏目録一卷
未見
傷寒論大全

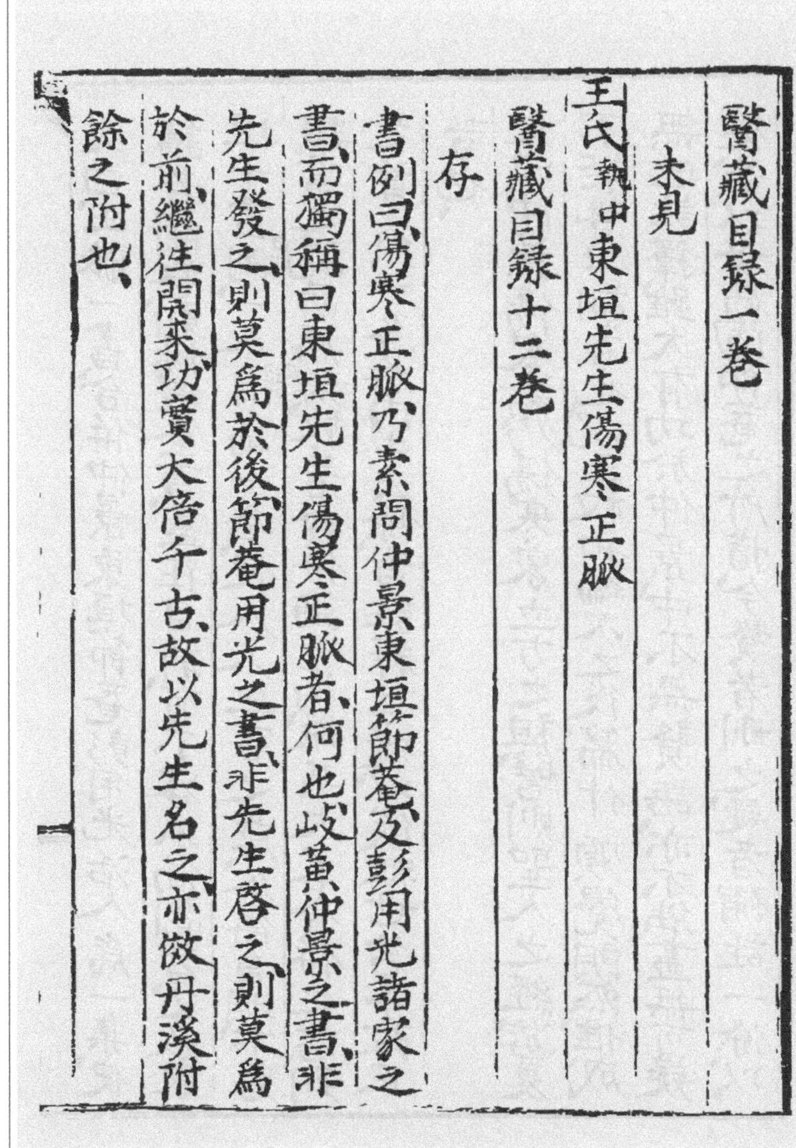

醫藏目録一卷

未見

王氏（執中）東垣先生傷寒正脉

醫藏目録十二卷

存

書例曰：傷寒正脉，乃素問、仲景、東垣、節菴及彭用光諸家之書，而獨稱曰東垣先生傷寒正脉者，何也？岐黄、仲景之書，非先生發之，則莫爲於後；節菴、用光之書，非先生啓之，則莫爲於前。繼往開來，功實大倍千古，故以先生名之，亦微丹溪附餘之附也。

又曰：正脉一書，合併仲景、東垣、節菴、彭用光、活人爲一集，使讀者開卷則傷寒全書盡在目前，有不容不徧閲者。又倣東垣十書例，一人自爲一卷，使人人立言之意各得自明，不若類書之混而無辨。故著合併論一篇，撮其大畧合併之意，列之首云。一各卷内中云條，皆註釋存疑，以俟救世君子改正者也。

又曰：仲景傷寒論，乃傷寒家立方之祖，譬則聖人之經，游夏不能贊一詞者也。况王叔和編次之後，篇什頗覺朗然。惟成無已註釋，雖大有功於仲景，中不無贅語，亦不能盡無可疑處，是以每爲陶節菴之所指。今贅者删之，疑者補註一條，以

俟後之君子改正云至於運氣等圖改爲論解以便初學之覽閱列於首卷

又曰活人大全方雖曰中間不無雜病方混集其内要皆四時感冒證之疑似傷寒者也故仲景諸公方既備者刪之仲景諸公方之未備者録之以便查考且欲治傷寒者當辨雜病之似也但活人方内有加減改換舊方者學者臨病用藥其必審擇斟酌之 一活人大全方總括以二字三字名者欲以便撿閲也

拾遺論曰拾遺者拾節菴之遺者也蓋陶節菴併集仲景諸篇名爲六書別門分類固已詳備但傷寒疫癘之氣傳變不

窮、亦有未暇及者、予故採傷寒撮要、活人大全二書之理勝者、以補其遺方、始傷寒疑似之證易辨也、二書皆本傷寒直格、傷寒百問來、觀其或問數條、辨論明白、是又能表劉氏之說者也、學者合而觀之、庶其小補云耳、

姚允升序曰、嘗聞養生家之言曰、心應棗、肝應榆、是人之通於天地也、將陰夢水、將晴夢火、是天地之通於人也、故人身自百骸九竅五藏、以至喘息呼吸、無不與天地通、不有至人究天地之原、窮陰陽之奧、疇能察脉候氣、觀表燭裡、以翊造化之不及、俾不妄傷誤伐、獲保其天年哉、崑山三陽王先生少負奇宕之才、爲名家子、博綜經史、志于青雲、及補弟子

負、聲騰庠序、前輩器公者、謂朱紫可芥拾也、不幸罹血疾羸弱、不能卒業、遂涉覽醫藥諸書、以自調攝、頃先生資性絶倫、寓目輒神解、蓋朝叩越人之庭、而夕已馳軒黄之境矣、自世廟甲寅八年、避警宜陽、以一劑起萬夫人十二年之飜胃、自是振沈痾、決疑滯、全活者無慮千伯、縉紳之車交、扶老攜弱者、日滿户外、一日喟然嘆曰、吾四十不仕、以禪明時矣、有一術可以博濟群生、何必皓首青鐙哉、遂去經生業、業醫、名聲遂動吳越、又重慨庸醫俗子、目不知書、僅能識藥物二三、便欲郢書燕説、以操生死之柄、于古人制方立言之意、往往若趙括之讀父書、而失其運用之宜、故暇中會李素問靈樞難經、擇別仲景東垣節菴異同之旨、而訂成傷寒綱目一書、每家各爲一卷、其有古人未盡發者、別著論若干篇、名曰指南、大都因天之時、順地之宜、以精察夫陰陽之異感、而攻治之異方、如冬傷於寒、病本寒也、則用仲景法、以熱藥治之、歷春夏變爲溫熱、藥宜凉也、則用節菴論、以寒藥治之、蓋世人但聞東垣之脾胃等論、獨長於內傷、而未知東垣之難知等集、尤精於外感、故知仲景之熱藥、不可以治春夏之熱病、而不知節菴之寒、藥亦不可以治冬月之傷寒、先生之爲是書、其意政欲明此、夫前有節菴之書、則不至執仲景之法、而以熱治熱、今有先生之書、則不至失節菴之意、而以寒治寒、而東垣節菴三先生之遺賴先生始大有發明使三先生復作而獲聞先生之議亦必心快首肯而共為此道慶也至其窮天地人事之變而指其不正之氣如夏月水雪冬發雷電則感寒於夏而腦熱于冬者亦有之是又得玄中之奧盡正變之理而足破千古之疑非先生夙有靈根蚤通儒術安能洞徹微妙而發揮玄理若此耶先生之有功於前後倍不淺矣余無先生之術而有其心憐先生之握奇不售而重幸先生之有是書可以益壽萬世而流澤無窮也余因與秉臨陳君再加精校付之本院楷書繡梓以廣其傳書成命之曰傷寒綱目益壽全書大醫院御醫長洲姚允升撰

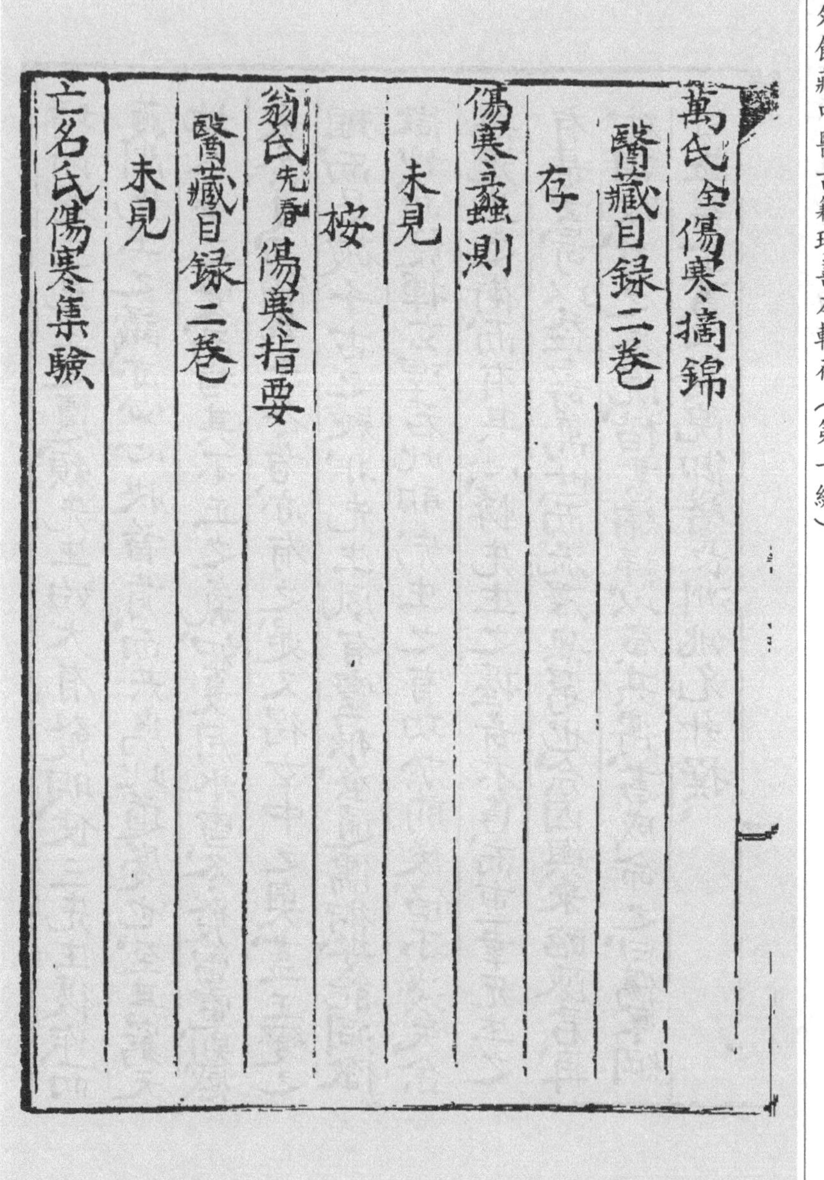
萬氏全傷寒摘錦
醫藏目録二卷
存
傷寒蠡測
未見
按
翁氏先春傷寒指要
醫藏目録二卷
未見
亡名氏傷寒集驗

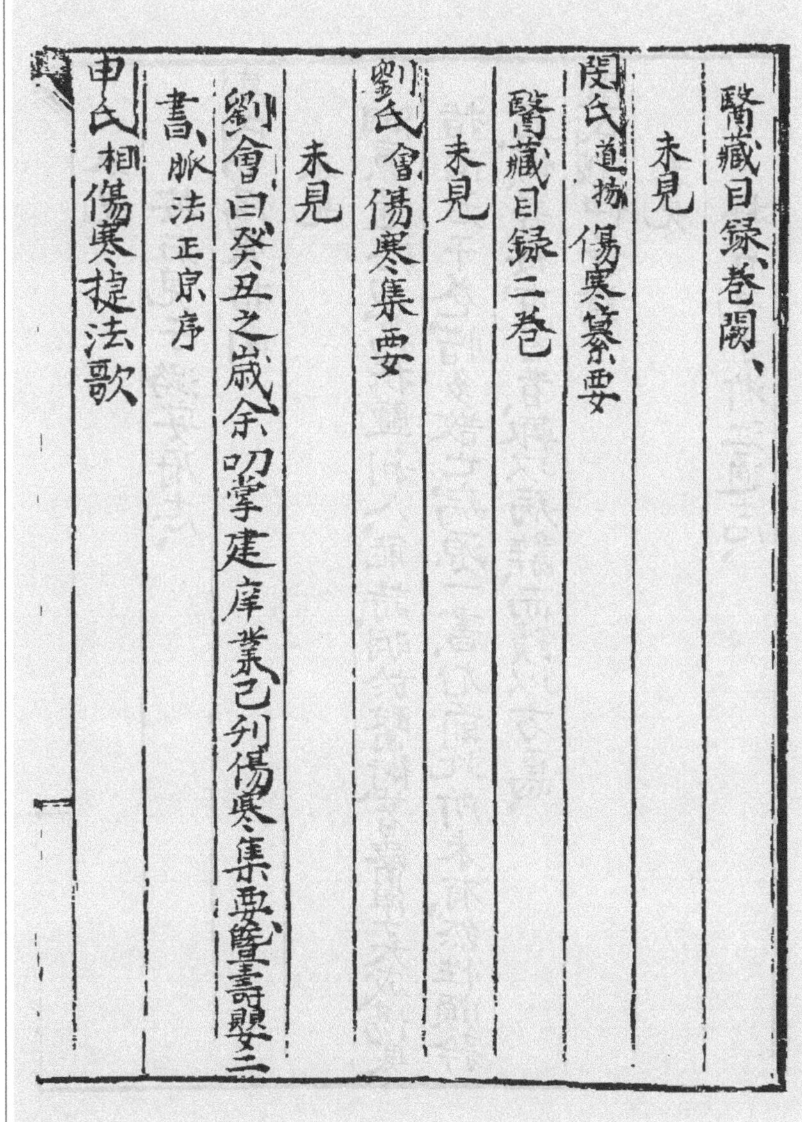

醫藏目録卷闕

未見

閔氏道揚傷寒纂要

醫藏目録二卷

未見

劉氏會傷寒集要

未見

劉會曰癸丑之歲余叨掌建庠業已刋傷寒集要暨壽嬰二

書脉法正宗序

申氏相傷寒提法歌

未見

按右見于潞安府志、

萬氏拱傷寒指南

未見

湖廣通志曰、萬拱盬利人、能詩、明於醫術、著醫學大成傷寒指南若干卷、惜多散亡、病源一書、尤前此所未有、然性頗矜直、懶晉接、有召者、輒以病辭、而饋以方焉、

盧氏復仲景論

未見

按右見于浙江通志、

吴氏中秀傷寒備覽

未見

松江府志曰：吴中秀，字端所，工岐黄之學，嵩仲陽三年不瘥，諸醫以爲虚，中秀按其脉，皆洪，曰：此膈上有痰也，以瓜蒂散吐之而愈。李某素無疾，偶過中秀家，爲診視之，遽問君有子乎，對曰：有子十歲，中秀曰：辜矣，君明年某時患瘍，非湯石所療，至期果驗，其名與秦昌遇、景明相伯仲，六十年間，所全活人不可勝紀，少有至性，侍母疾，衣不解帶，躬親浣濯，其兄嘗從索十金，中秀檢橐中得數十金，盡與之，其子女六人，悉爲之婚嫁，有姊年八十，中秀亦爲老矣，猶謹視起居，故世尤稱

其孝友生平好聚書有數萬卷搆天香閣藏之董文敏陳徵君時過從焉有子懋謙能讀父書中秀所著有醫林統宗傷寒備覽云

蔡氏正言甦生的鏡

八卷

存

凡例曰書以的鏡名何也以物至明莫若鏡至端莫若的夫鏡以的名精微要渺毫無弗洞況人身之脈絡藏府精微要渺其孰如之豈容以私見揣摩而獨無藉鏡以察者乎故察形必以銅爲鏡取資必以人爲鏡甦生必以此書爲鏡政以

此書所著傷寒剖論、返復陰陽證辨、皆根極至理、精無弗究、微無弗察、苟有疑殆不决、一覽證照、則此心瞭然、萬不失一、次之對證治病、直如射之中的、即當日華佗內照篇不外是矣、名曰的鏡、豈其誣邪、一脈理爲醫之首務、病證由脈洞徵其情、故輯內經正脈、叔和參各名家以證之、繪列手圖於首、以便同道過目心明、一是集是法、皆遵內經素問、私淑仲景先師爲主、不敢杜撰妄自增减、一歌括俗目悉循陶氏六書治人全書、許宏法師金鏡內外臺論刪、葉奇歌括、不敢擅用意見、一首吠脈證治三層法門、專言六經正傷寒正傷風法、則至於雜病、不可以正傷寒法治之、細著諸湯名于左以便分輕重查治、一治傷寒方論儘多、惟汗吐下三法最難措手、後列條欵剖之甚悉、須得證脉相合、方可與服、一陰陽二證極難辨別、須識破直中急溫、轉入急下、庶免差悮、一病證有內傷兼外感者、有感冒兼飲食者、有勞役兼房慾者、不可執仲景一方槩治、須參東垣法合治乃妙、一傷損嘔血熱血暑血與大陽傷血陽明畜血動少陰經血數種不同、必參丹溪附餘仁齋直指及古今名公治驗方書、不可以傷寒門法治之、一瘟疫溫暑燥火熱病河間先生已詳言在原病式首卷、已纂入於左、須參治篇當、一食積痰證脚氣虛煩四證已詳是集、須當分別、一氣運理微，必遵素問靈樞及仲景傷寒論，首卷甚詳，不敢再贅。一十二經經絡穴道與六經脈絡、任督脈絡，曾經諸書細剖，故不重著，惟選入切要脈訣及奇經八脈的論。一六經所當用鍼灸，惟遵內經奧旨及皇甫謐甲乙經，并竇大師、楊徐二氏鍼灸子午流注、靈龜八法、補瀉手法。一小兒正傷寒、傷風方，以是法酌治，或急慢驚風，或夾食、感冒時疫、麻痘疹疳，須以錢仲陽、薛立齋、陳氏治幼全書、前刻保孕全嬰書及痘疹心書、陸氏金鏡錄為主，不可以正傷寒法治之。一書分天地人三卷，一著論，一著法，一著方，令觀者易於尋檢。

朱氏映璧傷寒全生集

四卷

存

汪琥曰傷寒全生集明會稽朱映璧集原陶節菴所著書凡四卷其第一卷傷寒總難提綱起至用藥寒温相得共五十一條第二卷辨傷寒熱例起至噦噫例共二十九條第三卷辨傷寒呃逆例起至無表裏證例共二十七條第四卷辨傷寒陰陽證起至内傷疾血類傷寒共六十六條方論錯雜前後雷同其書反不如蘊要之明備至今東南之醫皆熟習之用以治疾大半多死而猶不晤其書之謬良可悲夫

按是書卷首題曰會稽王符朱映壁訂正鎮江醫官何爌重校故汪琥以爲朱所著其實出于不知何人蓋託名節菴改傷寒瑣言序附之鎮江府志曰何爌字仁源丹徒人以醫名著傷寒全生集恐亦誤矣乾隆中山陰劉大化字參自加補說點次評釋重鍥之梓

孫氏在公傷寒提經書

未見

錢謙益序曰新安孫在公少有聲舉子中長得察疾遇異人於武林授還丹接命解形度世之術而尤精于醫學著丹臺玉案發揮醫經經方兩家指訣又謂傷寒一科傳變譌謬證

治徵恣、仲景之書、代遠義奥、文中指下、既易懸絶、今病古方、更難抉擇、乃撮取其候體治法、切近明了者、作傷寒提經書、用以鈐鍵、昔人、津梁後學、其活人濟世之功、可謂至矣、余少披左氏春秋、醫和之論病源、推六氣五味六疾、與黃帝素難書符合、其論蠱惑之疾、女惑男、風落山、刺義、周易精義、齊魯之儒者、未有以過也、故曰、不通天地人、不可以言儒、不通天地人、不可以言醫、晚而學佛、習天台大師止觀之文、喟然而歎曰、世之醫者、能精末止觀觀病之法、則可以稱神醫矣、智者用四悉檀因緣、以五觀觀病、初明病相、謂不須精刺醫法、略知而已、然其論病相、曰五藏四大增減、五陰六神尅伏、固已

精義入神矣次論病起因緣四大不順者外熱助火火强破
水是增火病外寒助水水增害火爲水病外風助氣氣吹火
火動水爲風病或三大增害于地或身分增害三大皆等分
病屬地病此四既動衆惱競生古醫論四大者未之有也次
論八觸相明對息辨觸違觸成病又明五塵各損一臟一根
緣五塵損五藏古醫論觸損者未之有也又明五根五藏根
由初託胎時以思心起感召其母母即思五塵等一毫氣動
爲水水爲血血爲肉肉成五根五藏究極于流愛納想壽煖
識三受生待命之際古醫論根藏生由未之有也阿雜含言
佛爲阿蘭若比丘治七十二患說修阿　般那法又云春時

入火三昧太溫身成病入地三昧見身成無石山入水三昧見身如大水泉入風三昧見身如九頭龍須急治之此法惟佛能說唯身子何難及智者能知故曰七十二法以想爲治乃非末代鈍根所宜由此言之不通佛法不知四悉檀因未可以言能醫也余觀在公之明醫志在度世殆將接踵陶貞白孫思邈之流其學術淵源一本三墳十翼肺古眞儒非若世之醫家以刀圭方寸爲能事者故于其刻是編也引天台智者之書以廣之經言持水長者之子得其父方術徧告國中我是醫師療治病苦一切衆生直聞是言病卽除愈世有流傳是書了知除病者咸如西土衆生遇持水之子所患卽

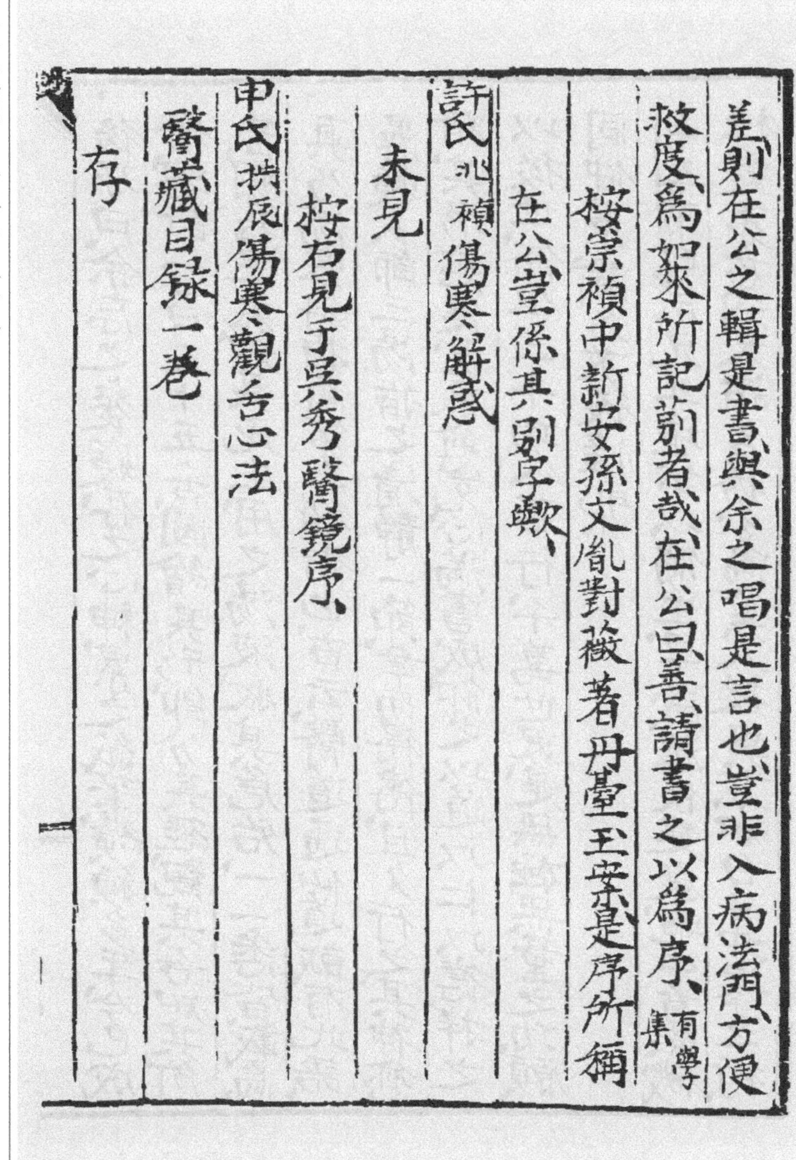

差則在公之輯是書、與余之唱是言也、豈非入病法門、方便救度爲如來所記莂者哉、在公曰善、請書之以爲序、有學集

按崇禎中新安孫文胤對薇著丹臺玉案、是序所稱在公、豈係其别字歟、

許氏兆禎傷寒解惑

未見

按右見于吳秀醫鏡序、

申氏拱辰傷寒觀舌心法

醫藏目録一卷

存

後序曰、余忘之餐寢存之心神累之紙筆、績積多年、今已成
冊總計一百三十五舌圖繪其形、即分其經、觀其舌知其所
苦、明其運氣、知其死生、用之湯液、救其危殆、一一悉皆載焉、
真乃傷寒科指南第一秘術也、古云、醫道通仙道、誠有此語、
愚賴玄師三陽指之清靜一節、幸而得傳、旦夕行之、其神愈
精、其形愈健、其氣愈充、心滿書成、仰之以道、次仁以德、梓之
以後世、何但三千功八百行、千萬世累、是無極無量之功、願
同仲景諭名放後惺耶、

申五常曰、宗兄斗垣公以儒生早歲游俠建康、遇牛首燕磯
棲霞茅營洞天諸名勝、多遇異人、授異方、知白日冲舉之術、

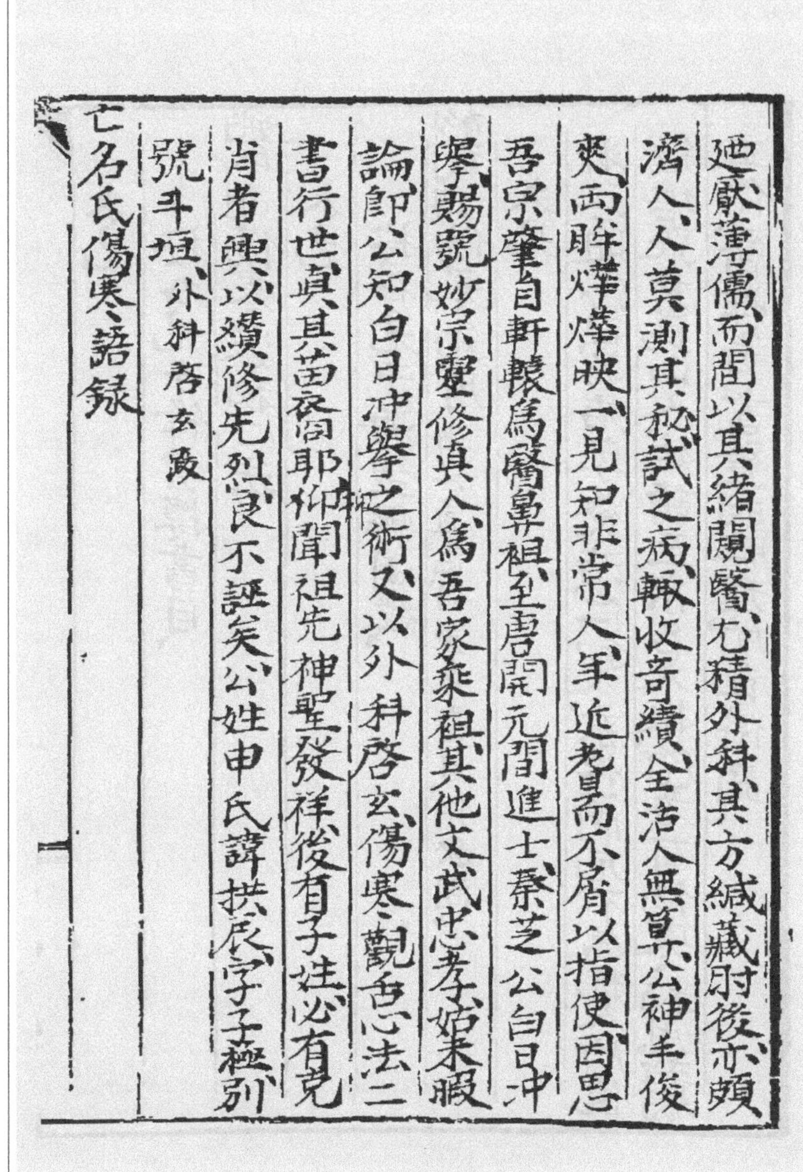

廼厭薄儒而留以其緒閱醫，尤精外科，其方緘藏肘後，亦頗濟人，人莫測其秘，試之病，輒收奇績，全活人無算。公神手俊爽，雨眸燁燁映，一見知非常人，年近耄而不肯以指使，因思吾宗肇自軒轅，爲醫鼻祖，至唐開元間進士蔡芝公白日冲舉，賜號妙宗靈修眞人，爲吾家遠祖，其他文武忠孝姑未暇論，即公知白日冲舉之術，又以外科啓玄、傷寒觀舌心法二書行世，眞其苗裔耶？抑聞祖先神聖發祥，後有子姓必有克肖者，興以纘修先烈，良不誣矣。公姓申氏，諱拱辰，字子極，別號斗垣。外科啓玄藏

亡名氏傷寒語錄

未見

按右見于絳雲樓書目、

姚氏能傷寒家秘心法

未見

按右見于海鹽縣圖經、

彭氏浩傷寒秘用 浙江通志引黃氏書目、作秘問、

未見

浙江通志曰、彭浩字養浩、仁和人、素性簡亢、不爲杭人所禮、錢塘張尹崑山人、延請至京、名大振、所著有傷寒秘用、雜病正傳、醫性等書、發明性理所在傳誦、

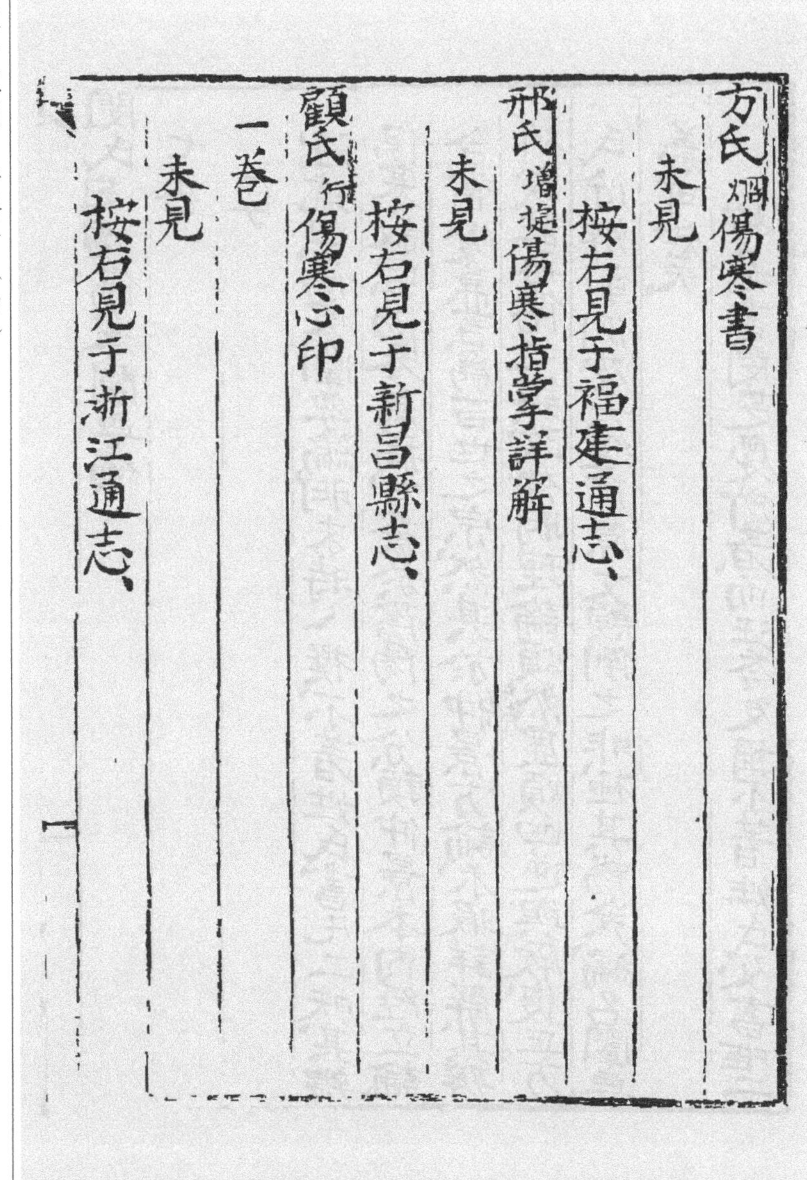

方氏〈𠛬〉傷寒書

未見

按右見于福建通志、

邢氏〈增提〉傷寒指掌詳解

未見

按右見于新昌縣志、

顧氏〈行〉傷寒心印

一卷

未見

按右見于浙江通志、

閔氏芝慶傷寒闡要編

七卷

存

汪琥曰：傷寒闡要編，明末時人撰，不著姓氏。書凡二帙。其辨傷寒叙曰：傷寒爲病，有發於陰陽之分，賴仲景本内經立論，合常變，甚言爲百世之宗。然其於仲景方論，未暇詳解其辨析，成註再傳之誤，改補明理論煩熱、虛煩、四逆與厥，復正方氏條辨削例及六經篇原文顛倒之非，極其暢發，編名闡要義可知矣。

按：是書閔芝慶所著，而汪苓友稱不著姓氏及書唯二

帙豈其所見與今本異歟

戈氏維城傷寒補天石

二卷

存

朱陶性序曰上古聖人則法三才闡明陰陽五行運氣循環之理畫卦爻嘗百草明藏象君臣問辨療人疾苦深體上天生物之仁誠重之也至後漢仲景先師著傷寒雜病論參本内難諸經其立方制法之妙醫書中首重焉惟是文理深微辭有盡而意無窮是以後人雖極力究研而會悟者百不一見勝朝時吾郡有戈存橘先生著傷寒補天石一書其大旨

乃發仲景言外之意誠爲傷寒要書昔板燬後刻本甚少傳寫者謬誤實多爰將家藏善本用活字板印成流布云嘉慶拾陸年歲在辛未季秋吳中二然朱陶性謹識

汪琥曰傷寒補天石明姑蘇戈維城著書凡二集其第一集傷寒總辨起至預防中風止共九十八候第二集惡風惡寒起至百合病共八十九候其中有曰黃耳傷寒赤膈傷寒此自仲景以後如治人書明理論所未言及但其用藥亦錯雜不純其方大半皆難取也

唐大烈曰傷寒一科今昔異宜者如陶節菴高鼓峯輩雖亦有傳書莫如戈存橘之補天石爲最舉凡四時感證無論正

傷寒、類傷寒、分條辨治、各極其妙、可謂博而詳、詳而約矣、其書板廢之後、莫之再鏤者、余實不得其辭、

葉氏允仁傷寒指南書

六卷

未見

陳仁錫序曰、頃湖葉長者有恒德心隱學懸壺、陰功茂矣、子庠士諱翹宗泰、用儒起家、世其孝謹、讀傷寒指南一書、佩之服之、昔賢評人清而寒、其清足以貧、其寒足以死、予觀名利之途、大都死熱者多、死寒者少、噫、寒可以療、熱不可療耶、近中州刻傷熱書、豈亦有所感耶、夫陰陽之患、燔于白髮、予特

爲富貴人拈破然以傷暑配傷寒得無太奇是謂五經之後又有五經也是謂張仲景之外又有無數張仲景也自古有小心之人無放膽之人放膽者其人必粗有小心之文無放膽之文放膽者其文必俚近世醫家好用奇好用偏每欲駕出于古聖賢之上其心已不平安辨君臣佐使耶須溯小心入也惟先賢是述之而更廣之皆垂世之言也書必傳與夢園遺集

汪琥曰傷寒指南書明末古吳葉允仁類集書凡六卷敘仲景陰陽大論中六經脈證於首至標本論爲第一卷察色視證提法起至六經病解時爲第二卷六經傳變例起至治人

賦、爲第三卷、正傷寒例起、至水傷寒、爲第四卷、辨痓濕暍脈證起至六經治例論、爲第五卷、續明理論發熱起、至晝夜偏劇、爲第六卷上、其第六卷下并方、則已亡之矣、其書與蘊要相類、比節菴六書、實爲明備、但其中云夾陰中寒、夾陰傷寒、與血鬱傷寒、此又蹈全生集之弊、稱爲指南、而不曉仲景大意、其一片纂集苦心、深可惜矣、

李氏盛春 治傷寒全書研悅

一卷

存

凡例曰、是編纂著證有全書、而寒證不載、亦屬未備、不才盛

春子舉業之暇，與其弟白春，考古證今，審運察氣，益遵先君燕山遠宗仲景、節菴之遺書，近採青陽立齋之試驗者，而於經下註證，證後註方，彙集成括，俾病者陳所染之恙，即知其證在何經，藥宜何方，悉素時所悦諸心研諸慮者，若待悉證臆決一方，寧非以藥識病乎，欲留心於傷寒者，當不得越此書以爲印證。

霍氏應兆傷寒要訣

未見

武進縣志曰：霍應兆，字漢明，丹徒人，寓居武進，精岐黄術，天性孝友，事八十歲老母，愛敬不衰，爲人正直，與人論古今節

義事輒慷慨奮發、隱行善不求人知、業其道四十年、所著有傷寒要訣、雜證全書、

陳氏長卿傷寒五法

五卷

存

汪琥曰、傷寒五法、明季楚黃陳養晦著、書凡五卷、五法總論起至五法問答爲第一卷、五法以證起、并五法雜論、爲第二卷、五法例起、并五法方藥、爲第三卷、纂仲景傷寒欲愈及死證等、并節菴六經用藥法、爲第四卷、其第五卷乃續補傷寒賦也、五法大旨、曰發、曰解、曰和、曰攻、曰救、而吐法獨不與焉、

共計五法問荅五十三條，其闡發表裡陰陽，誠爲至理，其論兩感等證，亦多偏僻。至其用藥，擅將仲景之方亂增藥味，有如桂枝湯，則加防風、羌活、白术、黄芩；麻黄湯，則加羌活、陳皮、細辛、藁本、川芎、豆豉、生姜、葱頭；大青龍湯，則加芍藥、陳皮、黄芩；白虎湯，則加麥門冬、黄芩、葛根、橘紅；承氣湯不分大小調胃，總用大黄、枳實、厚朴、甘草，去芒硝，加白芍藥、柴胡、豬苓、黄芩；大陷胸湯，則加枳實、甘草、柴胡、半夏、桔梗、大棗；小陷胸湯則加枳實、桔梗、甘草、柴胡、貝母、黄芩、乾姜；五苓散，則加葛根、藁本、梔子、甘草；豬苓湯，則加柴胡、梔子；梔子豉湯，則加枳殼、桔梗、乾姜、麥門冬、柴胡；十棗湯，則加陳皮、茯苓、半夏、乾姜、藥

不分經動輙增補其不通更甚於陶氏殺車搥方矣儼然以校刊行愚以方藥總論五門直焚其書可也石夏二氏代爲校訂不其謬歟

按陳養晦序曰傷寒一訣乃陳公長卿之所傳也又安陸雷芳易名竊埴秘術序曰羽客陳養晦之所持傷寒五法出自陳氏長卿據此是書實爲長卿所著汪氏以爲出養晦蓋失檢耳石楷嘗刊之藏書中海鹽縣志（國爲楷自撰亦誤

倪氏洙龍傷寒彙言

未見

杭州府志曰倪朱謨字沬龍仍以醫名家纂傷寒彙言與本草並行既竭蹶以刻父遺書而立請於有司表揚母節至涕泣哀懇得允人稱孝焉

林氏瀾傷寒折衷

十二卷

未見

毛奇齡敕封永德郎雲南永昌軍民府通判林君墓表畧曰周秦以後所可考按者獨東漢張機一人夫證之難理莫如傷寒言理之可信則莫如張機之書今傷寒卒病諸論具在人間雖前後倒置篇帙錯雜其中三陽三陰以及太陽少陽

大陰少陰諸　皆有紕繆，乃博捜典籍，自靈素而下，凡元化中藏、雒川肘后、北齊褚氏、唐人孫思邈諸所著，以至中朝聖方、外臺、醫鑑，合數千卷，彼此相訂，因採擇而論辨之，以法次證，以方次證，即以說次方，劃壁析肌，輯爲傷寒折衷一書，取二十七篇，證外合二百五十七法，一百一十二方，共十二卷，加類證八卷，鏤板行世，世爭購其書，以爲準的，一時名流如卿子張氏亮辰、沈氏子由、盧氏易園、陳氏夔師、潘氏堇，皆互相發明，以昌大其說，而於是醫學得大成焉。西河集

傷寒類證

八卷

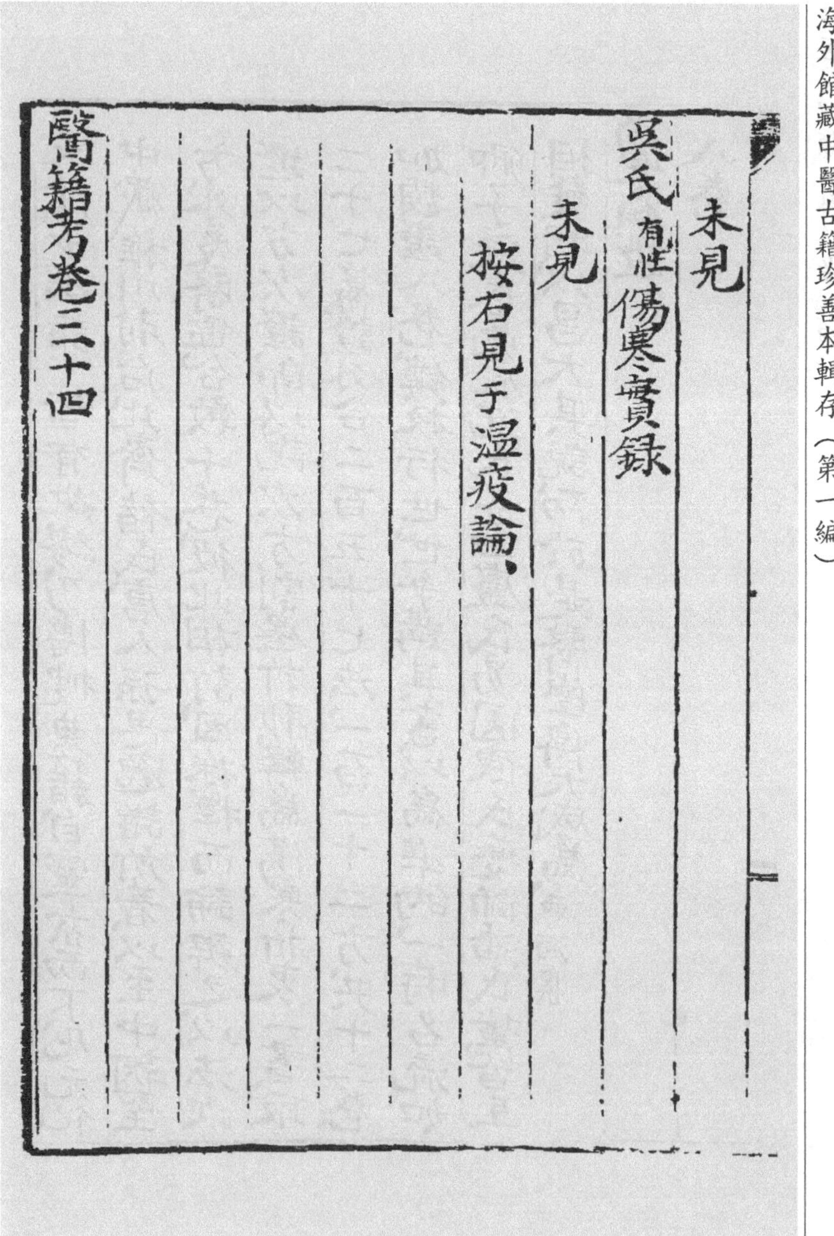

未見

吳氏有性傷寒實録

未見

按右見于温疫論、

醫籍考卷三十四

醫籍考卷三十五

東都　丹波元胤紹翁　編

方論十三

李氏中梓傷寒括要

二卷

未見

汪琥曰傷寒括要順治初雲間李中梓士材甫著書凡二卷上卷傷寒總論起至內苛證止下卷五證總論起至中暑中暍止末後附仲景一百一十三方之外復附以雜方五十六其證備其法詳其論明而且簡書名括要可爲稱其實矣琥

以初學者，宜熟讀此書，但其方不可執，當以活法用之耳。

李氏栻傷寒迹徵

三卷

存

吳氏嗣昌傷寒正宗

未見

杭州府志曰：吳嗣昌字懋先，仁和人，世業醫。崇禎初，大疫，昌全活甚衆。昌更別有會悟，浙督趙營遘危疾，昌獨排衆論，投冰水立甦之。趙尊禮若神，曰：術如君，有得傳者否？答曰：有宗爾班、潘錫祉者，追隨獨久。趙曰：君其不朽矣。後以事煩目瞽，

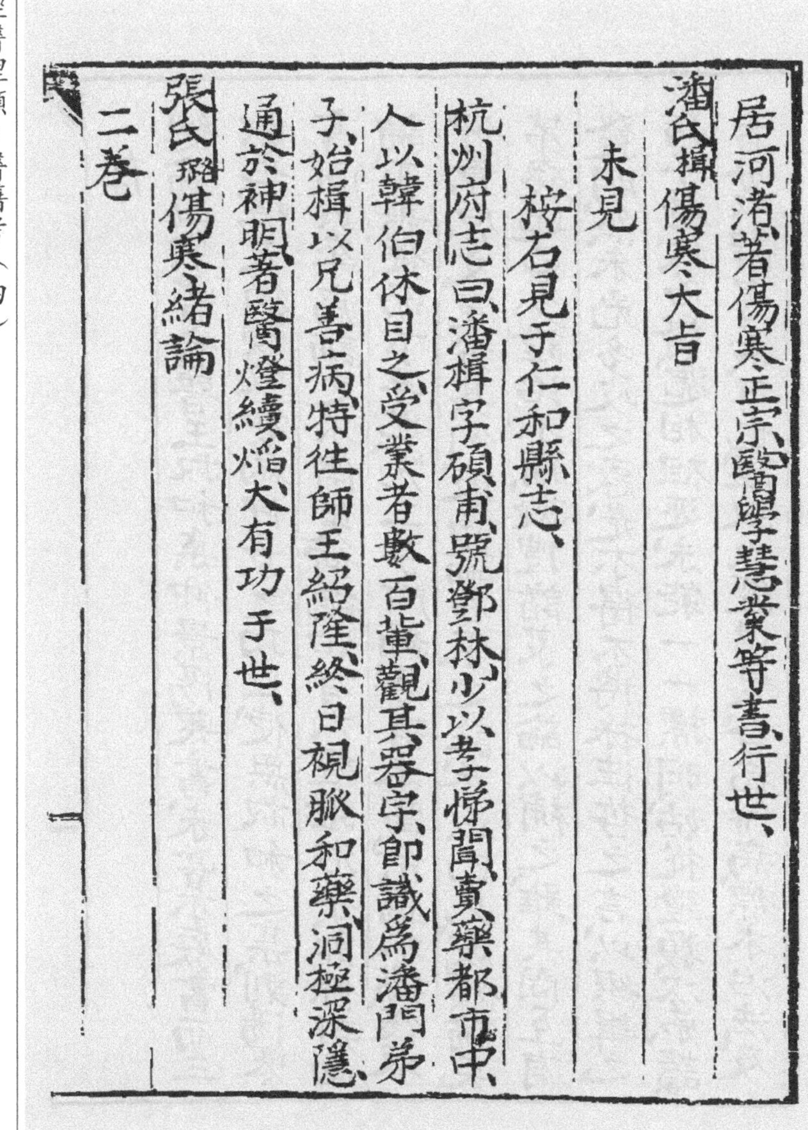

居河渚、著傷寒正宗、醫學慧業等書、行世、

潘氏楫傷寒大旨

未見

按右見于仁和縣志、

杭州府志曰、潘楫字碩甫、號鄧林、少以孝悌聞、賣藥都市中、人以韓伯休目之、受業者數百輩、觀其容字、即識爲潘門弟子、始楫以兄善病、特往師王紹隆、終日視脈和藥、洞極深隱、通於神明、著醫燈續焰、大有功于世、

張氏璐傷寒緒論

二卷

存

總論曰余嘗看晉王叔和集仲景傷寒書未嘗不廢書而三歎也嗟夫猶賴叔和爲仲景之功臣使無叔和之集則傷寒書同於卒病論之不傳矣何能知有六經證治乎即條辨尚論亦無從而下手也究二子所編各有未當余竊不揣復取仲景原文重分其例取尚論名家之註參以己見成纘論矣第殘逸已多證治不備擬搜諸家之論以補之雖其間互有發明然未免多岐之惑是不得不博採往哲之言以綴輯之惜乎歷代名醫遞相祖述未能一一標明姑從證類次第讀者毋以辭害義可也謹叙六經傳變合病併病標本治法及

正傷寒、兩感三陰中寒、冬溫寒疫、傷風溫病、風溫、時行、大頭、溫疫、溫瘧、溫毒、陽毒、陰毒、熱病、中暑、濕溫、中濕、風濕、濕熱、痙病、內傷、虛煩、脚氣、霍亂、內癰、赤膈、黃耳、夾食、夾痰、夾水、夾血、夾氣、夾陰、冒雨、溺水、重身、産後等四十證，暨以審證、死證，遂一辨論。

汪琥曰：緒論上卷，叙六經傳變、合病、併病、標本治法及正傷寒、兩感三陰中寒、冬溫寒疫、傷風等共四十證，繼之以診脈察色、劫病等法。緒論下卷，又類分發熱、頭痛等一百證，所載雜方一百四十九道，後附以刺灸穴法。此論誠可補仲景傷寒及成氏明理論之未備，但恨其纂集昔賢後人方論，大半

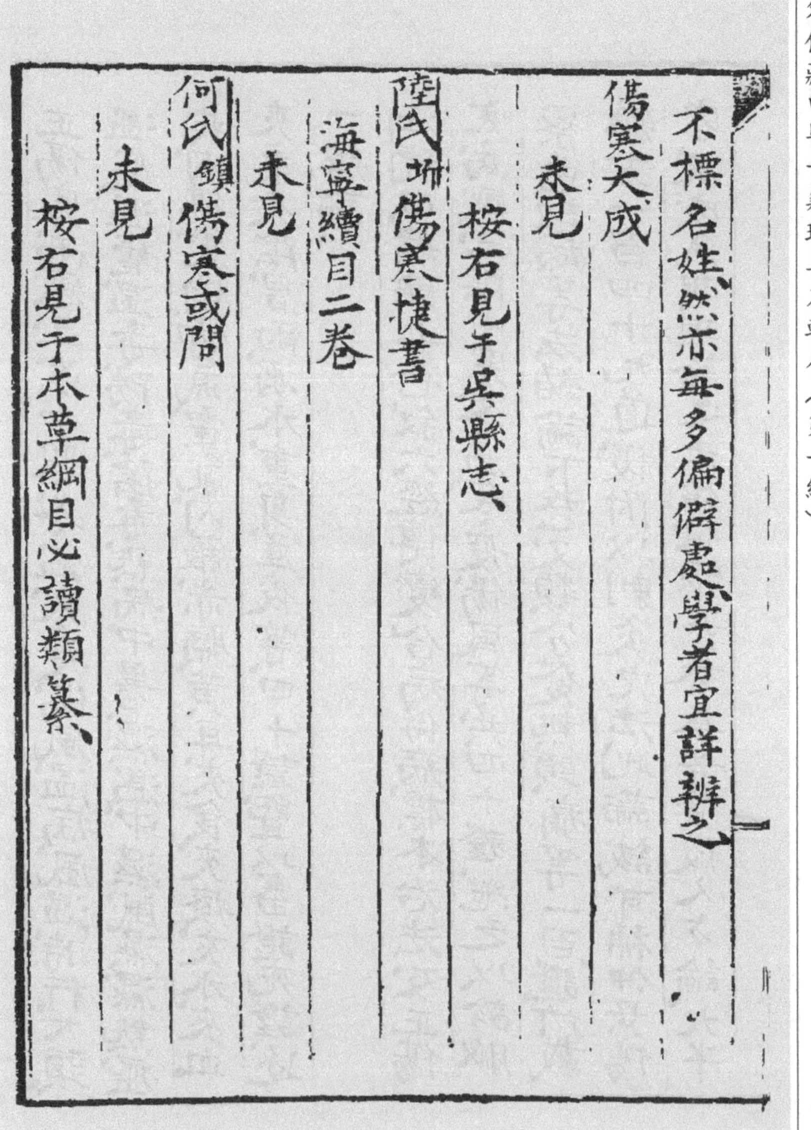
不標名姓然亦每多偏僻處學者宜詳辨之

傷寒大成

未見

桉右見于吳縣志

陸氏坤傷寒捷書

海寧續目二卷

未見

何氏鎮傷寒或問

未見

桉右見于本草綱目必讀類纂

邵氏三山傷寒辨略

未見

尤侗序曰、語有之、醫不三世、不服其藥、古人所以有三折肱九折臂之喻也、然自扁鵲倉公而下、世習其傳者、益少吾吳永樂間、有劉毅、毅子觀、觀子溥、成化間有周紘、紘子數敉數牧子辭、並以其術供奉宮府、名動一時、後乃寥寥矣、以予所見有三山邵先生、能以肘后方活人、求療者戶外屨恒滿、以其得越人之意、如老人、如小兒、如帶下、無不治也、予生而善病、每藉其刀圭、以當七發、少自至老、久相與而不厭也、然其家傳本于乃翁純山先生、予固幼而識之、而瀾其閬山、又本厥祖念山先生、寔爲岐黄祭酒、是則邵氏之醫、不已合于三世之説乎、念山嘗以皇甫氏明醫指掌一書、手授純山、既訂補而刻之、尚闕傷寒一科、欲參節菴蒙齋二家、以續其成、有志而未逮也、今三山竭生平之力、著爲傷寒辨略、鈎微抉奥、細入毫芒、而其駁喻嘉言尚論篇、尤能是正前人之誤、其于是道、豈非既切而又磋之、既琢而又磨之者與、先生承祖父之傳、深造而擴大之、有子鳴山、復繼其後、邵氏之醫、豈唯三世、殆敬仲之占、所謂五世其昌、八世莫京者乎、吾聞春秋之時、有醫和者、有醫緩者、醫何以和緩名、和與緩、醫之道也、苟神和而氣緩、則脉平而病不生矣、先生之醫、吾雖無以名之

其有得于和緩也夫、艮齋藁

顧氏（憲章）新纂傷寒溯源集

六卷

存

自序畧曰、偶得全生集一帙、乃節菴陶君之所著也、其書得仲景之秘奧、發先賢之隱微、攻補合宜、寒温適當、第其文詞雖若膚淺、而意實淵深、倘不詳明備析、後之學者、何從而得其微義也、于是爲之輯註解釋、纖悉靡遺、旣採先賢之要、以廣其變、復考制方之義、以知其用、使展卷粲然、了無疑義、因名爲傷寒溯源云、

秦氏之禎傷寒大白

四卷

存

高鈞序曰粤稽上古未有儒先有醫蓋天生蒸民未生后稷教稼周公孔子教學先生黄帝神農岐伯嘗百草療疫病良以人免夭折始得衆庶既庶矣然後教稼以富之講學以教之則知醫者救生之本耕者養生之源教者人倫之道也若是則保民莫先調養民病然後富之教之者也於是留心醫學時切探討余原籍奉天先大夫參政京華遂居輦轂下四方醫士雲集京邸因聞天下明醫出在松江然多高隱未

得求京未獲親逢考究自辛卯春還任吳閶得見雲間秦子皇士之書名曰症因脉治施子宇瞻昆季所刻也症分外感內傷治分經絡表裡就症以審因就因以審脉審治因嘆向聞松郡多明醫是書果爲壽世徂曰遠署虞山先生又杜門却軌不得相朝夕癸巳歲罹濬東江未得告竣各工官會詳申憲奉此按松而著書之秦子世居河上遂講論旬日公餘稍暇怡息其家見案頭有傷寒大白女科切要詞句分明治法中病果然大白也切要也此先生格致之餘晚年之悟加以不二之心不已之功始得如此越明年會新安陳氏敬敷昆季搨貲壽梓屬余爲序余念秦先生著作真大功也實

能生死人免夭折者也陳君捐金付梓非細德也實與施昆季保民生濟衆庶者也余故樂爲之叙旹康熙歲次甲午夏現任蘇州府督理蘇松水師船政海防同知年通家弟高鈖重甫氏序

汪氏純粹孝慈備覽傷寒編

四卷

存

傳玉露序曰唐許胤宗之論醫曰吾意之所解而口不能宣余謂口不能宣者必其意有未解也姚善提對梁武帝討論方術言多意會惟其意有真解故言之了了無晻昧疑似之

感越人之爲方也不待切脉望色聽聲寫形測病之陽論得其陰聞病之陰論得其陽是以不出千里决者至衆無他口之所宜皆其意之所解也非然如古人難經診法豈皆不能宣之於口而漫然筆之於書者耶汪子春圃爲名諸生而尤精於醫爲余姻婭清怡之從子往者清怡之兄肖夫偶患腹痛而嘔會余往視醫者畢集僉謂微疾無大患頃之春圃至惶然曰六脉沈伏幸未厥汗亟宜投以參附一時聞者咸笑其妄自辰及午果厥而汗復屬診之則曰寒邪直伏三陰弗可藥已春圃幼與肖夫同硯席尤篤契其輓詩有云淚染桃花千尺水夢纏玉笈九神丹情溢于詞蓋申其意之真故言

之切至如此、乃眷圃久困棘闈、自憤不得以文售於時、益肆其力以攻醫術益神、癸丑夏、疫癘時行、眷甫所至、沉痾輒起、遇貧不能具藥餌者畀其資、予以湯劑、全治無筭、頌德者徧里閭、一日過余、撙酒論文、出孝慈備覽全編見示、凡襍科、女科、兒科、靡不具列、而傷寒四卷、其首編也、分陰陽、別藏府、明六經、定五畧、詳切問、考湯頭、論有本源、語無支葉、辨俗師所未辨、發古人所未發、其斯道中三折肱子、考玉機真藏論云、風者百病之長、風送寒來、寒隨風入、故病惟傷寒為最多、死惟傷寒為最易、亟勸先登諸梓、俾世之為孝子、為慈父者、得以曉然於受病之由、與治之法、且令一時醫師獲金針以刺繡歲不知幾千萬人則是編之功不其偉歟是則春圍不惟宣之口而且筆之於書非意有其解曷克致此昌黎有言取于心而注于手汩汩然來醇也而後肆焉然則觀春圍之醫即可以知春圍之文矣聞春甫於丁酉癸卯兩試皆薦而不售矣使其售於文安能成是編以神其濟人利物之術乎雖然修德者必獲報又安知天不發其所素積以上佐聖天子久道化成壽世壽民之盛治而躋斯民于仁壽之域也哉是爲序雍正甲寅九月旣望年姻家弟王箴傳王露撰

凡例曰是編分四卷首論傷寒治法十二經藏府表裡及合病併病兩感等病以至望聞問切之所以然與診脉之所宜

然後討論周詳、分晰立辨、是爲第一卷。次言六經陰陽所載、太陽脉證疑問內列發畧諸湯主治、陽明脉證疑問內、列解畧諸湯主治、少陽脉證疑問內、列和畧諸湯主治胃正病、及三陽傳經脉證疑問內列清畧諸湯主治、直中三陰脉證疑問內列救畧諸陽主治、如某證宜用某畧某湯、俱塡注于該證之下、有是證即有是方、檢閱甚便、是爲第二卷。次言傷寒有類證變證之不同、或兼經而發、或各經所有、病情百出、槩列疑問所有宜發宜解宜和宜清宜救、逐一列方于該證之下、俾得臨病以考證、自能對證而用方、其一切不治死證、亦歷歷開載、以便見幾而作、是爲第三卷。次言時與地殊、如仲景麻黄、桂枝各湯方、雖盡善、多不宜今、用是設立五畧選集歷代名家湯頭、分經而各屬之、發解和清救五畧之目也、共計列方九十有九、俱註號數于各證下、是爲第四卷、然說有本源、意無拘牽、述者似覺嘔心、而陳觀者勿捧腹而笑。

張氏登傷寒舌鑑

一卷

存

自序曰、嘗讀仲景書、止言舌白胎滑、並無黄黑刺裂、至金鏡録始集三十六圖、逮後觀舌心法、廣至一百三十有七、何後世證變之多若此，寧知傷寒自表傳裡，舌胎必由白滑而變他色，不似伏邪瘟疫等，熱毒自内達外之一病，便見黄黑諸胎也。觀仲景論中，一見舌白胎滑，即言難治，安有失治而致變者乎？所以仲景止言白胎，已見一斑，不煩瑣屑。後人無先聖治未病之能，勢不得不反覆辨論，以啓蒙昧。蓋邪氣入裡，其虚實寒熱之機，必現于舌，非若脉法之隱而不顯也。况陰盛格陽與邪熱鬱伏，多有假證假脉，惟驗舌上胎色之滑燥厚薄，昭若冰鑑，無所遁形。由是取觀舌心法，正其錯誤，削其繁蕪，汰其無預于傷寒者，而參入家大人治案所紀，及已所親歷，共得百二十圖，命曰《傷寒舌鑑》，授之剞劂，以公同志。臨

證之一助云、康熙戊申如月、誕先張登書于萬永堂、

四庫書目提要曰、傷寒舌鑑一卷、國朝張登撰、登字誕先、吳江人、是書備列傷寒觀舌之法、分白胎、黃胎、黑胎、灰色、紅色、紫色、黴醬色、藍色、八種、末附妊娠傷寒、舌爲圖一百二十、各有總論、案古經於診候之外、兼及辨色聆音、而未嘗以舌觀病、舌白胎滑之說、始見張機傷寒論、其傳亦古、然其法不詳、亦未嘗言及種種之別、後金鏡錄推至三十六圖、未爲賅備、觀舌心法、衍至三十七圖、又頗病繁蕪、登以己所閱歷、參證於二書之間、削煩正舛、以成是書、較之脈候隱微、尤易考驗、固診傷寒者、所宜參取也、

汪琥曰、傷寒舌鑑、張路玉長子張登誕先氏彙纂、書止一卷共舌圖一百二十、琥按舌胎但有白黃黑三者而已、杜清碧推廣敖氏驗舌法爲三十六圖、其中又增純紅舌、其餘等舌已半屬無據、今廣至一百二十圖、何其多歟、就其中言紫色舌藍色舌、亦甚有理、蓋熱極則色紫、寒極則色藍、藍者、微青色也、至其言灰色、黴醬色二舌、亦甚不必、蓋灰色即淡黑、黴醬色、即深紫也、張氏每借一色、即化爲數十圖、何其穿鑿

張氏倬傷寒兼證析義

一卷

存

張倬曰、晨窗雪霽、光射四壁、張子被褐方起、誦雪嶠熟煮春風劈爛椽之句、客有量履過我、而進苦雪篇者、中有凍餒相繼倒一語、憮然久 因呼從事爐頭、相與平章風雅、杯斝内論及醫道之難、而傷寒爲最難、傷寒而挾雜病者尤難、是以亘古絶無兼該之例、後世不能兼善其術也、余曰、安有滔滔江漢、不通潮汐者乎、苟能純一其道、則圓機在我、治法隨人、何慮兼證之不克哉、客舉手稱善、

四庫全書提要曰、傷寒兼證析義一卷、國朝張倬撰、倬字飛疇、吳江人、張登弟也、是書專論傷寒而挾雜病者、分中風虚勞中滿腫脹噎膈反胃、内傷宿食、欬嗽、咽乾閉塞、頭風心腹

痛、亡血、多汗、積聚、動氣、疝氣、淋濁、瀉痢、胎產、凡十七種、設爲問答、以發明之、蓋傷寒論所謂合病併病、止言六經兼證、而不及雜病、醫家不明兼證之意、往往於脉證參差之際、或顧彼而失此、或治此而妨彼、爲害頗深、此書一一剖析、使治病者不拘於一隅、不惑於多岐、亦可謂有功於傷寒矣

汪琥曰、傷寒兼證析義、張路玉次子張倬飛疇氏著、書止一卷、言中風虛勞脹滿之人、有病傷寒者、謂之兼證、設爲問答、共十七論、末後又附以十二經、八脉、五運六氣方宜等說、極爲明備、但其所用方藥、亦多偏僻、恐難取正也、

陳氏治傷寒近前集

五卷

存

自序曰：聖王治世，澤及民生物命，孳孳揆理，無所不極。其調和陰陽，洞測性理，内則盧夫七情戕于中，表則防其六淫襲於外，不無其病，卽有其治。或曰：病以何證爲難治？曰：惟傷寒爲難。曰：然則曷以傷寒爲近乎？曰：惟其難，所以不可遠也。仲景著《傷寒論》後，如成無已之詳註，方有執之條辨，鉛槧不一，代有其人，而學之者，如入萬花谷中，莫不驚心艷目而企義之，然究不知何所適從而取舍也。因曰：書有成規，地有異宜，辭貴切而不浮、理貴確而有當、燕趙魯衛之邦、近西北者、土敦而風烈、人多剛競、宜宗仲景法以治之、則得心而應手、吳楚閩粵之方、近東南者、土潤風和、人多柔弱、宜宗節菴注以治之、則病瘳而易起、故曰、節菴一人、頓起沈淪、方趨捷要、藥類躬親、庶幾不遠、毋以近乎、康熙三十六年、山農陳治自敘於粵東端州之文來閣、

傷寒近後集

五卷

存

黄氏元御傷寒說意

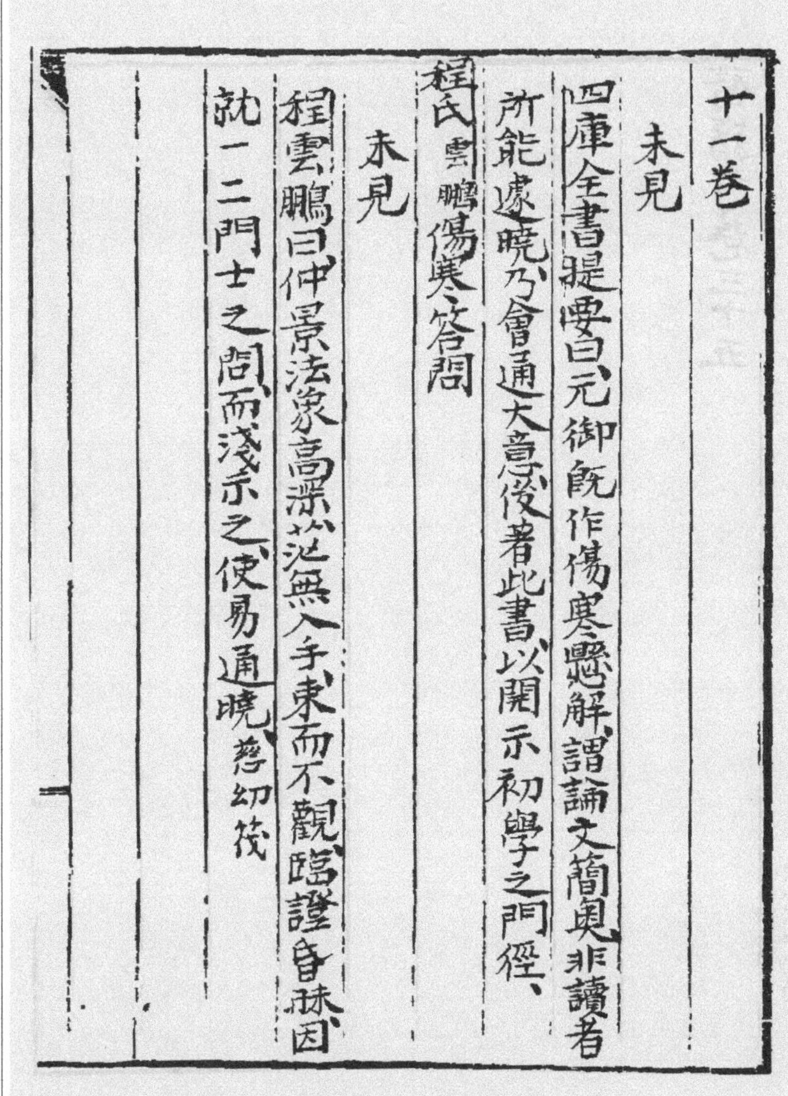

十一卷

未見

四庫全書提要曰：元御既作傷寒懸解，謂論文簡奧，非讀者所能遽曉，乃會通大意，復著此書，以闡示初學之門徑。

程氏雲鵬傷寒答問

未見

程雲鵬曰：仲景法象高深，汎泛無入手處，而不覩臨證，自昧因就一二門士之問而淺示之，使易通曉。慈幼筏

醫籍考卷三十五

醫籍考卷三十六

東都　丹波元胤紹翁　編

方論十四

吳氏有性溫疫論

二卷

存

自序曰夫溫疫之爲病非風非寒非暑非濕乃天地間別有一種異氣所感其傳有九此治疫緊要關節奈何自古迄今從未有發明者仲景雖有傷寒論然其法始自太陽或傳陽明或傳少陽或三陽竟自傳胃蓋爲外感風寒而設故其傳

法與温疫自是逈別嗣後論之者紛紛不止數十家皆以傷寒爲辭其於温病證而甚畧之是以業醫者所記所誦連篇累牘俱係傷寒及其臨證悉見温疫求其真傷寒百無一二不知屠龍之藝雖成而無所施未免指鹿爲馬矣余初按諸家咸謂春夏秋皆是温病而傷寒必在冬時然歷年較之温疫四時皆有及究傷寒每至嚴寒雖有頭痛身疼惡寒無汗發熱總似太陽證至六七日失治未嘗傳經每用發散之劑一汗而解間有不藥亦自解者並未嘗因失汗以致發黄譫語狂亂胎刺等證此皆感冒膚淺之病非真傷寒也傷寒感冒均係風寒不無輕重之殊究竟感冒居多傷寒希有況温

疫與感受有霄壤之隔今鹿馬攸分益見傷寒世所絕少仲景以傷寒爲急病倉卒失治多致傷生因立論以濟天下後世用心可謂仁矣然傷寒與温疫均急病也以病之少者尚諄諄告世至温疫多於傷寒百倍安忍反置勿論或謂温疫之證仲景原别有方論歷年既久兵火湮沒即傷寒論乃稱散亡之餘王叔和立方造論謬稱全書温疫之論未必不由散亡也明矣崇禎辛巳疫氣流行山東浙省南北兩直感者尤多至五六月益甚或至闔門傳染始發之際時師誤以傷寒法治之未嘗見其不殆也或病家誤聽七日當自愈不爾十四日必瘳因有失治不及期而死者亦有治之太晚服藥

不及而死者、或有妄用峻劑、攻補失叙而死者、或遇醫家見解不到、心疑膽怯、以急病用緩藥、雖不即受其害、然遷延而致死、比比皆是、所感之輕者、尚獲僥倖、感之重者、更加失治、枉死不可勝記、嗟乎、守古法不合今病、以今病簡古書、不無明論、是以投劑不効、醫者傍皇無措、病者日近危篤、病愈急投藥愈亂、不死於病、乃死於醫、不死於醫、乃死於聖經之遺亡也、吁、千載以來、何生民不幸如此、余雖固陋、静心窮理、格其所感之氣、所入之門、所受之處、及其傳變之體、平日所用歷驗方法、詳述于左、以便高明者正之、旹崇禎壬午仲秋、

姑蘇洞庭吴有性、

先著序曰，温疫為病至重也，昔鮮成書，方治闕如，明末有吳又可者，獨能有見於此，著論二篇，反覆推明，謂與傷寒分途，制達原飲以解其初起之邪，其所主用，惟在下之一法，甚有一下再下三下者，驟閲其論，人或未免驚疑，然細按之，條分縷析，非鑿空之談，亦非孟浪之施也，惜其流未布未廣，知之者甚少，儀真劉子方舟，業醫早成，心虛而好學，既獲是編，向之有疑於中者，渙如冰釋，因思重為鋟板，以公諸同輩，知余喜論方書，特出是編以相質，且索數言以弁之，夫温疫者，傷寒之別也，自有傷寒，論以來，千數百年，塵埋榛塞，近人有稍知討論者，喻氏尚論篇，方氏程氏前後條辨，其著者也，皆醜詆叔和，自矜所得，然皆誤認三陰經之即是裏，於三陰條下諸證治，未免回惑於心，鮮所發明。喻氏翦闢之功，有不誣，方氏、程氏特亂多道，一時宗之者頗衆，以致開口即云三陰，雖鑠石流金之際，出手輙投薑附，遇有藥之而效，此則別有所因，而醫者居之不疑，自信愈篤，有識者但從旁竊憫之。今吳氏殘編復出於斯時，意將有可救正之機歟。夫謂仲景不爲溫疫立論者，非也，謂仲景原有溫疫方論，年久而失之者，亦非也。昔王安道欲分傷寒論之半，以屬直中，不知直中之病，雖危亡頃刻，然一於寒而無熱，不似傷寒之傳變倏忽，安道但用以治直中而效耳，其實仲景不爲直中立論也。喻氏醫門法律中、易直中之名爲中寒、亦知安道所矜張者、益是傷寒論外之一事耳、今吴氏之於温疫、可謂發揮無餘藴矣、然折衷而論、亦秪是疫耳、温之一字、原可不設、云瘟則贅疫是疫則亂温、特從俗所稱並舉之、觀其卷末正名之意、及論中後半但稱時疫、可見疫之首尾、證雖多端、亦但是傷寒論中之一治、觀其主用之方、不越於大小調胃三承氣、而所引發熱而渴不惡寒者温病、則疫之綱領、已括於論之一條、詎能有出於仲景範圍之外者、而更何憾於疫論之有無耶、凡傷於寒則爲病熱、以其鬱陽而爲熱、當其邪在皮毛、固是寒邪、傳至於裏則純爲熱邪矣、是以熇灼真陰、煎熬津液、不得已而用下耳而疫之始終爲熱者與斯相類但謂其邪伏於募原初發卽在半表裏間而兼有三陽證者是其熱溢之氣浮越於三陽經能顯某經之病當隨某經兼而治之此則吴氏卓越之見發前人之所未發至云温疫二三百人纔遇二三正傷寒治正傷寒數百人纔遇二三眞陰證及乎誤汗誤下屢汗屢下絶證全見此時峻補尚恐不及而猶以補爲戒以參爲慮此則所見未達在善讀書者自權衡之使來者獲奉斯編以從事既知有冬月之正傷寒又知有三時之感冒今復知有四時之疫氣與夫一歲之中非其時而有其氣與至而太過不及者皆能爲病既知四時正令不病之春温又知

至而爲病之春溫與冬不藏精春必病溫之溫而疫可連溫之名溫決不即是疫則曉了明辨左右應之而不眩譬之泛海已有針車復何憂方向哉

劉敞序畧曰明末吳又可先生以溫疫一證舊無成法亦鮮明文著論二卷謂溫疫與傷寒相類而分途遂條分縷析詳哉言之余自束髮從事於醫而閱卷動多所疑或質諸師友或印諸古人之書必得之釋然而後快後見此論反覆玩味知其灼有所見可補前人之未逮雖其中亦有矯枉過正不能無疑者如云臨證悉見溫疫傷寒百無一二又如達原飲以解初起之邪遽用峻猛之藥似未可盡泥然表裏先後次第釐

然凡確信於心，以之如法施治，則即未有不投之而立效者也。向有顛倒原文，竄以臆見，別立書名，擬爲己者有，則大失作者之用心矣。

吳儀洛曰：近吳又可瘟疫論，其治法與冬寒春溫夏秋暑熱之治法無別，惟達原飲一方不同耳。然其所論疫邪在膜原半表半裏之間，殊爲未確，故達原飲亦非的對之方也。傷寒分經

四庫全書提要曰：瘟疫論二卷，補遺一卷，明吳有性撰。有性字又可，震澤人。是書成於崇禎壬午，以四時不正之氣發爲瘟疫，其病與傷寒相似而迥殊，古書未能分別，乃著論以發

明之大抵謂傷寒自毫竅而入中脈絡從表入裏故其傳經有六自陽至陰而以次而深瘟疫自口鼻而入伏於募原其邪在不表不裏之間其傳變有九或表或裏各自爲病有但表而不裏者有表而再表者有但裏而不表者有裏而再裏者有表裏分傳者有表裏分傳而再分傳者有表勝於裏者有先表而後裏者有先裏而後表者其間有與傷寒相反十一事又有變證兼證種種不同並著論制方一一辨別其顯然易見者則脈在不伏不沉之間中取之乃見舌必有胎初則白甚則黄太甚則黑而芒刺也其謂數百瘟疫之中乃偶有一傷寒數百傷寒之中乃偶有一陰證未免矯枉過直然

古人以瘟疫爲雜證，醫書往往附見，不立專門，又或誤解素問冬傷於寒，春必病溫之文，妄施治療。有性因崇禎辛巳南北直隸、山東、浙江大疫，以傷寒法治之不效，乃推究病源，參稽醫案，著爲此書。瘟疫一證，始有繩墨之可守，亦可謂有功於世矣。其書不甚詮次，似隨筆劄録而成，今姑存其舊。其下卷勞復、食復條中載安神養血湯，小兒時疫條中載太極丸，並有方而無藥，又疫痢兼證一條，亦有録而無書，故別爲補遺於末。又正名一篇，傷寒例正誤一篇，諸家瘟疫正誤一篇，原目不載，蓋成書以後所續入，今亦併録爲一卷，成完書焉。

劉氏奎瘟疫論類編

五卷

存

自序曰，宇宙之大，皆氣之所鼓鑄也，而氣之爲氣，各殊焉。一陰一陽曰二氣，風寒暑濕燥火爲六氣，映明出霄則有九氣，旋轉乾坤者，更有二十四氣。夫氣雖多端，然皆有名可稽，有義可尋也。獨至於溫疫，乃天地之厲氣，不得以迹求，亦許以數測。其來也莫識其源，其去也難竟其所。人感之，近則沿門闔户，亦之逃遠，則城市鄉遂無克獲免。是病之爲害於人者，莫溫疫若也。張長沙《傷寒論》一書，原非爲治瘟疫而設，第人以瘟疫證候有類傷寒，故往往以治傷寒之法治之。即有心知其未穩者，亦不過於麻桂青龍等湯中，加以凉藥而止。然究之不離乎温散者近是，而終亦未得治瘟疫之肯綮焉。千百年來，貽害非淺。自吳又可先生出，始分傷寒瘟疫爲兩途，謂瘟邪自口鼻而入，伏於膜原，不宜汗散。初起用達原飲爲主方，而隨經加減，析理精詳，又佐以十傳治法，神明而變通之。更著爲偉論，發聾新方，獨闢蠶叢，力排誤說。則是有傷寒論於前，不可無瘟疫論於後，洵堪方駕長沙，而鼎足盧扁。功垂萬世，當爲又可先生首屈一指矣。余讀是書有年，觀其識見高明，議論精卓，其於治瘟症，誠無間然矣。但嫌其叙次亂雜，前後倒置，不便觀覽，且行文詳畧，未能合宜，字句多所疵纇，意或當時初脫之藁，未經訂正，故叢脞如此。因命予秉錦分別而類叙之，析爲五卷，曰諸論，曰統治，曰雜症，曰提要，曰正誤，取名温疫論類編，更參以管見，加之評釋，刪厥繁蕪，補其罅漏，俾後學之誦習，可一目而豁如，作者之心思，可照然而若揭，雖未能如成喻等之表章仲景，而亦未可謂非讀瘟疫論者之一助也。是爲序。音乾隆五十五年，歲次庚戌季夏，劉奎松峯書。

劉嗣宗序畧曰：蓋聞莫爲之後，雖聖弗傳，仲景傷寒論一書，賴有諸家註釋，而作者之心思始大白於世。第傷寒患者絶少唯瘟疫歲歲不斷其難療也更甚於傷寒但業岐黃家鮮有深造其域者自吳又可先生出始著瘟疫論一書釋千古之疑洩乾坤之秘詢堪方駕長沙矣前輩世習聞冬傷於寒春必病瘟等說其於又可之論未必不疑信參半也吾友松峯山人起而表章之分爲五門加之評釋取名瘟疫論類編眞足以豁習者之目而傳作者之心其有功於又可有功於天下後世爲何如哉而山人平居之抱負更有不盡於是者余遊東武四十餘年與山人昆仲交最深故知之最悉山人賦性仁慈與世無忤爲善唯日不足抱不羈之才讀書目下十行而又手不釋卷少隨厥祖青崖公方伯西川又隨父引嵐

公分守保郡、閭閻萬里、晉接名賢、故其詩文頗具奇氣、醫道多所師承、後引嵐公捐館官署、山人遭遇坎壈、恬然自若、絕不一介於懷、自幼不利場屋、入闈輒病、雖力疾草率爲文而已、能屢蒙薦取、第信天安命、中年即不赴公車、惟以登山臨水、師友聖賢爲事、厥後其兄石菴公督學江左、携之俱往、而所學益進、伊時山人胞叔太傅相國文正公在朝侍側者、止有猶子松崦一人、石菴隨將山人送至京邸、冀其同登雲路、並顯朝班、居無何、而山人以病返里、優遊於馬耳常山之間、以詩酒文章自怡悅、閉户讀書、不作仕進計、更精於醫學、志在救人、不邀財賄、窶人野老、尤所關心、與其子秉錦終歲研窮靈素，探索元微，著有松峯說疫濯西救急簡方行世，又有所著景岳全書節文四大家醫粹、松峯醫話等書，尚未脫藁，吾聞之，其上者立德，其次則立功，其次則立言，若山人者，可謂兼而有之矣

舒氏詔摘錄瘟疫論

一卷

存

劉氏奎松峯說疫

六卷

存

自序曰傷寒之不明也以中寒亂之瘟疫之不明也以傷寒亂之能於其中劃然分析則其於治傷寒瘟疫也思過半矣傷寒自仲景而下承承繼繼各有專家著書立說者無慮數十種獨至瘟疫則畧而不講焉間有談及者不過寥寥數語核焉而不精語焉而不詳遂致瘟疫一證靡所指歸往往以治傷寒法治之非大用温散即過投苦寒欲病之愈也難矣先大人引嵐公一生精於醫理南北宦遊雖簿書鞅掌間聞人疾苦莫不竭力拯救余黍聆庭訓非伊朝夕且齠年善病因得於暇日取家藏岐黄書縱觀之故頗有會心處因念瘟疫一門非他證可比不能遲之歲月緩爲調理其效見在一

二劑之內其痊愈在三五日之間不可不亟爲講究以共登寶筏昔吳又可瘟疫論一書較之諸家俱見卓識獨闢蠶叢業已盛行海內故其方論茲集一概不錄第就自所經歷者聊紓管見以羽翼又可當亦談疫者之所不廢也夫疫病所包甚廣而瘟疫特其一耳又添雜疫寒疫各著方論而證治始備隨編輯酌定分爲六卷曰述古曰論治曰雜疫曰辨疑曰諸方曰運氣亦庶幾成一家言焉第是書之成錦兒之力居多其曰松峯說疫者明乎其不敢擅爲己有以成善則歸親之意云爾其中分傷寒與瘟疫皎若列眉而理路治法亦頗審慎不敢掩古人所長而襲爲己有亦不肯震前賢名望

而爲其所愚，第疫症千變萬化，治之不可膠執，亦不可師心，所願同志君子，神明而變通之，是則余之厚望也夫。是爲序。

昔乾隆己酉菊月，松峯劉奎書。

周氏揚俊溫熱暑疫全書

四卷

存

自序曰：醫之道難矣哉！凡病傷寒最重，溫熱尤烈，傷寒僅在一時，溫熱暑疫每發三季，爲時既久，病者益多，苟不明其源，溯流不得清也；不辨其類，療治不得當也。則溫熱暑疫皆熱證也，燎原之下，竟乏清涼一滴，人無今昔，性有異同，神酣往聖志切琳瑯、俟以一隙微明、靜中索照焉、夫上古聖人、首重色脈、以營之未交已交、定人生死、片言已畢、中古聖人、尚論穀氣盛衰、定人生死、片言已畢、仲景叔季聖人也、既立方論、復出不盡之藏、緯以膀胱之傷與絕、定人生死先後、合符了無剩義矣、乃仲景於傷寒論中、溫熱森森、具載黃芩白虎等湯、是其治也、後之學者、苟能引伸此意、便可變化不窮、神明千載、不能細察其理、反執以為治傷寒之法、盍思本湯既無外解之功、又無內奪之力、聖人立法、果何謂乎、自晉以來、疑鬼疑蜮、陋沿無已、如崔文行解溫用白朮、烏頭、細辛、桔梗四味、更加附子、名老君神明散、更加螢火、名務成子螢火丸、熱藥相投以火濟火誰其辨諸如仲景書謂太陽病發熱不惡寒而渴者爲温病朱肱活人書謂發熱惡寒頭疼身痛者爲温病已悖聖訓矣又云春秋發斑欬嗽爲温病至風温治在少陰其所立五方如葳蕤湯知母葛根湯防已湯栝樓根湯葛根龍膽湯風火相熾燔灼無休復改聖散子仍用附子表裏香燥同之東坡先生在黄州時頗稱其效豈知朱肱已三易其方用敗毒散而遠熱藥然歟功奚臧歟非吴氏謂傷寒壞病更遇温熱爲温病濟古老人傷寒名家也其子雲岐以傷寒過經不解者爲温病指叔和之言爲仲景之文趙嗣真謂仲景云重感異氣變爲温病汪機謂仲景云遇温氣爲温

病過溫熱爲温毒，竟不顧聖經之載於方策者，何曾有此一語？巢氏病源遵崔文行解散法，一日用摩膏火灸，二日用汗解散，三日復汗之，四日用藜蘆丸、瓜蒂散吐之，五六日解未了了者復鍼之，熱已入胃，雞子湯下之，遂使龐安常自擅徵言，一以和解爲主，奉爲靈寶，少移則蹶。巢、龐比匪何極！李思訓亦宗和解，王海藏稱其當宋全盛，明哲莫踰，擬非其倫矣。丹溪長於温熱，善用涼藥，温熱遇之自能解散，要非有斟酌於其間也。東垣不善外感，長於内傷，乃從内經悟出冬温、春温二義，誠暗中一火炬，喜言極口歎頌，真先得我心者矣。迨劉河間傷寒直格，於熱病每多入裡深談，然混在正傷寒中，在人眼光採擇，不免金屑雜於泥沙者歟。至明季方中行著傷寒條辨，可謂直登仲景之堂，獨闢生面。惜其論溫熱，亦分陰分陽，似可用熱，遂爲嘉言所宗。嗟乎，病名溫熱，自需寒涼，乃千百年來，盈庭聚訟，先後支吾，陽春寡和，於漢庭塤篪迭奏於晉室，良由來泒不清，復無面墻體認，誠習焉而不察耳。不然，豈諸公各自名家，乃甘悖聖矩如是耶。若夫夏月暑證，即金匱中濕暍氣蒸之病也。潔古東垣以動靜分陰陽，動而得之爲陽，用白虎；靜而得之爲陰，用大順、冷香諸劑。豈知夏月杲杲炎威，有陽無陰，動靜不甚相遠。惟多食冰果冷物，及恣意房幃，致傷太陰、少陰者，熱藥可以暫用，豈得視溫熱之味、爲通行之藥乎、漕憲北海林夫子爲一代偉人、醫學宗匠、俊立雪程門、三五年間、極蒙提命、因授所刻明計部張鳳逵治暑書、　明理蘊精確不磨、雖有小疵、不掩大德、誠可振聾聵於千古者也、至叔和云、四時不正之氣、感則爲疫、不知非時不爲厲氣、使爲寒疫、而大疫之沿門闔境、傳染相同者、允在兵荒之後、尸濁穢氣、充作道路、人在氣交、感之而病、氣無所異、人病亦同、所以月令於孟春掩骼埋胔、不敢或後者、聖王早慮及此耳、非徒澤及枯骨也、後世治疫之法、未有定見、如嘉言上焦如霧、升逐解毒、中焦如漚、疏逐解毒、下焦如瀆、决逐解毒、俟其營衛既通、乘勢追拔、勿使潛滋暗長於未盡之時，此固不易之論。然求其反覆盡義，變態直窮者，舍吳又可之言，別無依傍也。俊幸生明備，不安苟且，甘引光明之藏，志披榛莽之途，輯仲景傷寒論三註、金匱補註之餘，先將溫熱暑疫四證，釐訂經文，采集方論，無背聖法，有合病情，各自成帙。蒙藩憲丁夫子因戊午年，時疫盛行，憫編户之疾苦，如痌瘝之乃身，遂下詢疫所自始，與所為治，惻然嘆曰：嗟乎，安得明此理者數十輩，循行救治，俾在 輪大樹，黃魔心迷者，一旦提置氷山雪竇之中，奚止飲醍醐而稱快哉。命急付棗，以公同志。康熙己未皐月吳門周揚俊禹載識

醫籍考卷三十六

醫籍考卷三十七

東都　丹波元胤紹翁　編

方論十五

秦始黃帝扁鵲俞拊方

漢志二十三卷

佚

史記扁鵲傳曰上古之時醫有俞跗治病不以湯液醴灑鑱石橋引案杌毒熨一撥見病之應因五藏之輸乃割皮解肌訣脈結筋搦腦髓揲荒爪幕湔浣腸胃漱滌五藏練精易形鶡冠子曰龐煖云王獨不聞俞跗之為醫乎已成必治鬼神

砭之、

說苑曰、中古之爲醫者、曰俞柎、俞柎之爲醫也、搦髓腦、束肓莫、炊灼九竅、而定經絡、死人復爲生人、故曰俞柎、

班固曰、方技者、生生之具、王官之一守也、太古有岐伯俞拊、中世有扁鵲秦和、

應劭曰、扁鵲俞拊、黄帝時醫也、

按俞柎、韓詩外傳、作踰跗、太平御覽引史記、作俞附、鄭玄周禮註、作揄柎、楊雄解嘲、作史跗、

黄帝問答疾狀

宋志一卷

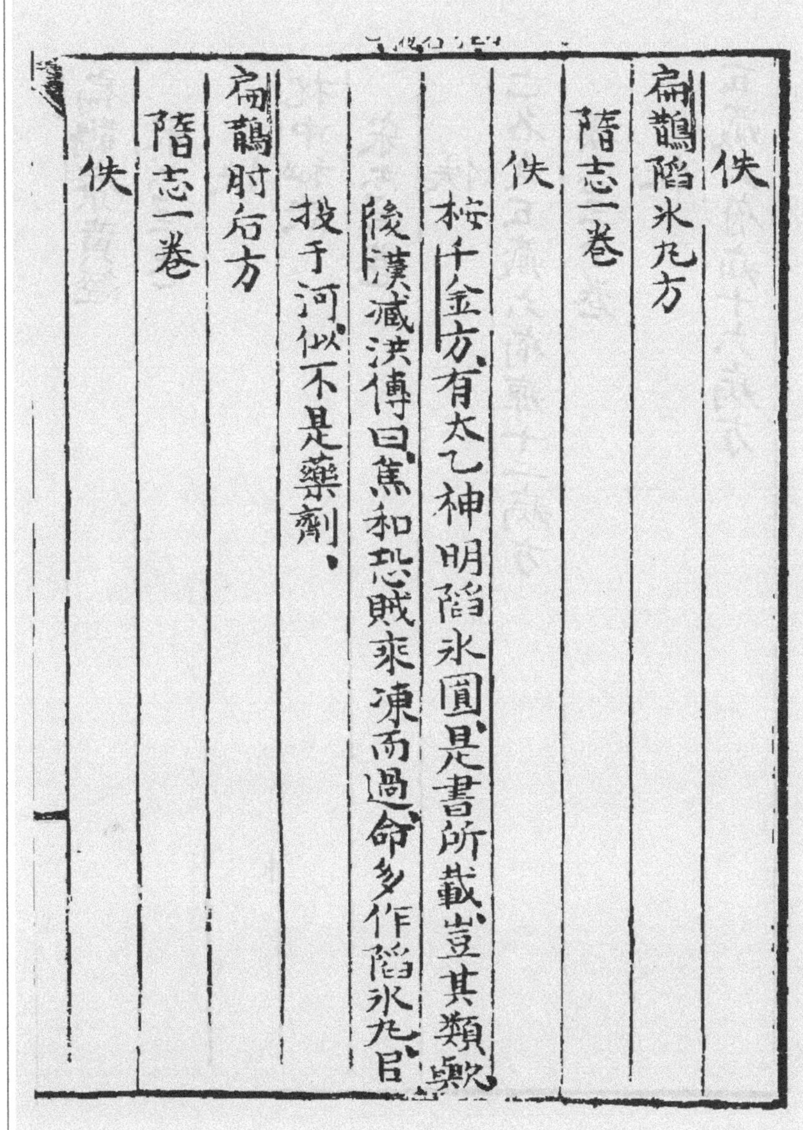

扁鵲陷氷丸方　佚

隋志一卷

佚

按千金方有太乙神明陷氷圓是書所載豈其類歟

後漢臧洪傳曰焦和恐賊來凍而過命多作陷氷丸以投于河似不是藥劑

扁鵲肘後方

隋志一卷

佚

扁鵲療黄經
宋志三卷
佚
枕中祕訣
宋志三卷
佚
亡名氏五藏六府瘅十二病方
漢志三十卷
佚
五藏六府疝十六病方

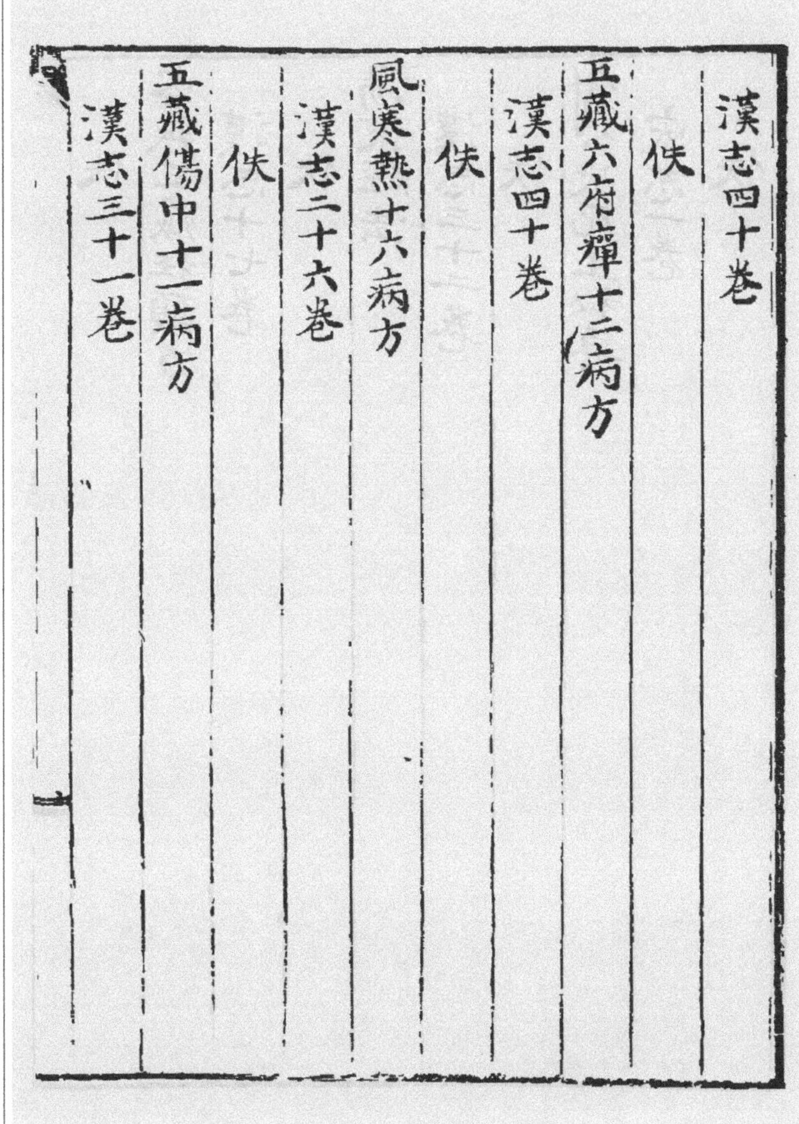
漢志四十卷

佚

五藏六府癉十二病方

漢志四十卷

佚

風寒熱十六病方

漢志二十六卷

佚

五藏傷中十一病方

漢志三十一卷

佚

客疾五藏狂顛方

漢志十七卷

佚

湯液經法

漢志三十二卷

佚

倉公決死生秘要

宋志一卷

佚

史記太倉公傳曰、太倉公者、齊太倉長臨菑人也、姓淳于、名意、少而喜醫方術、高后八年、更受師同郡元里公乘陽慶、慶年七十餘無子、使意盡去其故方、更悉以禁方予之、傳黃帝扁鵲之脈書、五色診病、知人死生、決嫌疑、定可治、及藥論甚精、受之三年、爲人治病、決死生多驗、然左右行游諸侯、不以家爲家、或不爲人治病、病家多怨之者、文帝四年、人上書言意以刑罪當傳西之長安、意有五女、隨而泣、意怒罵曰、生子不生男、緩急無可使者、於是少女緹縈傷父之言、乃隨父西、上書曰、妾父爲吏、齊中稱其廉平、今坐法當刑、妾切痛死者不可復生、而刑者不可復續、雖欲改過自新、其道莫由、終不

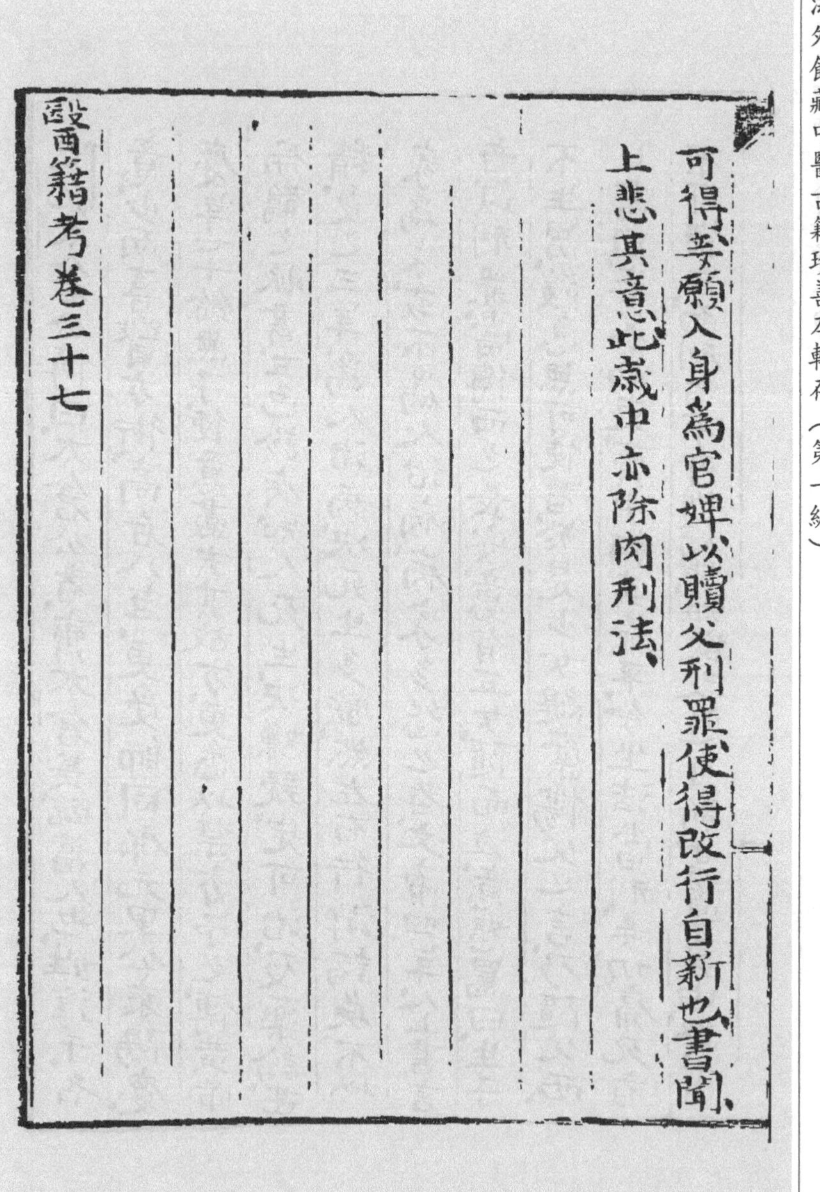
可得妾願入身為官婢，以贖父刑罪，使得改行自新也。書聞，

上悲其意，此歲中亦除肉刑法。

醫籍考卷三十七

醫籍考卷三十八

東都　丹波元胤紹翁　編

方論十六

張仲景方　唐志作王叔和張仲景藥方

隋志十五卷　本朝現在書目作九卷

佚

評病要方

七録一卷

佚

濟黄經

宋志一卷

佚

金匱要略方

宋志三卷

存

孫奇等序曰張仲景爲傷寒雜病論合十六卷今世但傳傷寒論十卷雜病未見其書或於諸家方中載其一二矣翰林學士王洙在館閣日於蠧簡中得仲景金匱玉函要略方三卷上則辯傷寒中則論雜病下則載其方并療婦人乃録而傳之士流才數家耳嘗以對方證對者施之於人其效如神

然而或有證而無方、或有方而無證、救疾治病、其有未備。國家詔儒臣校正醫書、臣奇先校正傷寒論、次校定金匱玉函經、今又校成此書、仍以逐方次於證候之下、使倉卒之際、便於檢用也、又採散在諸家之方、附於逐篇之末、以廣其法、以其傷寒文多節畧、故斷自雜病以下、終於飲食禁忌、凡二十五篇、除重複、合二百六十二方、勒成上中下三卷、依舊名曰金匱方論、臣奇嘗讀魏志華佗傳、云出書一卷、曰此書可以活人、每觀華佗凡所療病、多尚奇怪、不合聖人之經、臣奇謂活人者、必仲景之書也、大哉炎農聖法、屬我盛旦、恭惟主上丕承大統、撫育元元、頒行方書、拯濟疾苦、使和氣盈溢、而萬

物莫不盡驗矣、太子右贊善大夫臣高保衡、尚書都官員外郎臣孫奇、司封郎中充祕閣校理臣林億等傳上、

趙希弁曰、金匱玉函經八卷、右漢張仲景撰、晉王叔和集、設答問雜病形證脈理、參以療治之方、仁宗朝王洙得于館中、用之甚効、合二百六拾二方、

陳振孫曰、金匱要略三卷、張仲景撰、王叔和集、林億等校正、此書王洙於館閣蠹簡中得之、曰金匱玉函要略方、上卷論傷寒、中論雜病、下載其方、并療婦人、乃録而傳之、今書以逐方次於證候之下、以便檢用、其所論傷寒、文多節畧、故但取雜病以下、止服食禁忌、二十五篇、二百六十二方、而仍其舊

名、

劉珍序曰、聖人設醫道、以濟夭枉、俾天下萬世人盡天年、博施濟衆、仁不可加矣、其後繼聖開學、造極精妙、著于時、名于後者、和緩扁倉之外、亦不多見、信斯道之難明也、與長沙太守張仲景、以穎特之資、徑造閫奧、於是採摭群書、作傷寒卒病論方合十六卷、以淑後學、遵而用之、困甦廢起、莫不應効若神、迹其功在天下、猶水火穀粟然、是其書可有、而不可無者也、惜乎後之傳者、止得十卷、而六卷則亡之、宋翰林學士王洙、偶得雜病方三卷於蠹簡中、名曰金匱方論、即其書也、豐城之劍、不終埋没、何其幸耶、林億等奉旨校正、並板行于

世今之傳者、復失三卷、豈非世無和氏、而至寶妄倫於荆石
與、僕幼嗜醫書、旁索群隱、乃獲于盱之丘氏、遂得與前十
卷、表裏相資、學之者動免掣肘、嗚呼張茂先嘗言神物終、
當有合、是書也、安知不有所待而合顯於今也、故不敢秘、特
勒諸梓、與四方共之、由是張氏之學不遺、軒岐之道昭著、林
林總總、壽域同躋、豈曰小補之哉、後至元庚辰樵川玉佩鄧
珍敬序、
俞橋曰、宋學士王洙得是書於蠹簡間、林億等雖校理重刻
元金以來、世寡經見、諸家或載金匱方治、多於他書中得之
耳、不然何未有一人能語其顛末者、嗟予小子、幸獲伏讀、敢不

寶惜、

徐鎔曰、謹按文獻通考二百二十二卷中、金匱玉函經八卷條下、晁氏曰、漢張仲景撰、晉王叔和集、設問答、雜病形證脈理參以療治之方、仁宗朝王洙得於館中、用之甚效、合二百六十二方、據此并前林序云、依舊名曰金匱方論、則王洙館中所得、名曰金匱玉函要略方、係五代時改名耳、所以通考只云金匱玉函經也、是金匱玉函經元時已無矣、夫金匱玉函經八卷、東漢張仲景祖書名也、金匱方論三卷、傷寒論十卷、似西晉王叔和選集、撰次後俗傳書名也、若金匱玉函要略方、五代及宋相沿書名也、今單名金匱要略、而去其玉函

二字愈遠而愈失其真矣又據晉皇甫謐甲乙云仲景論廣
伊尹湯液用之多驗王叔和撰次仲景撰論甚精指事施用
即今俗所分傷寒論金匱要略是也孫真人千金云江南諸
師秘仲景傷寒方法不傳是叔和選論思邈亦未嘗研也
惟文潞公藥準云仲景為群方之祖宋奉議活人書云古人治
傷寒有法治雜病有方葛稚川作肘后孫真人作千金陶隱
居作集驗玄晏先生作甲乙其論傷寒治法者長沙太守一
人而已華佗指張長沙傷寒論為活人書昔人又以金匱玉
函名之其重於世若此然其言雅非精於經絡不能曉會若
孫思邈則未能詳仲景之用心者是宋時總分傷寒論金匱

要略、爲二書也、成聊攝明理論云、自古諸方、歷歲浸遠、難可考評、惟仲景之方、最爲衆方之祖、是以仲景本伊尹之法、伊尹本神農之經、醫帙之中、特爲樞要、參今法古、不越毫末、乃大聖之所作也、劉河間原病式云、自黃帝之後、二千五百有餘年、有仲景方論一十六卷、使後之學者、有可依據、文亦玄奧、以致今之學者、尚爲難爲、故今人所習、皆近代方論而已、但究其末、而不求其本、唯近世朱奉議、多得其意、遂以本仲景之論、而兼諸書之說、作活人書、其言直、其類辨、使後學者、易爲尋檢施行、故今之用者多矣、據河間十六卷之言、此時仲景書尚未分傷寒雜病爲二門也、或金匱玉函經八卷、坊間分作十六卷、亦未可知、故東垣內外傷辨惑論曰、易張先生云、仲景藥爲萬世法、號群方之祖、治雜病若神、後之醫者宗內經法、學仲景心、可以爲師矣、王海藏此事難知云、余讀醫書幾十載矣、所仰慕者、仲景一書爲尤、然讀之未易洞達其趣、欲得一師指之、徧國中無有能知者、故於醫壘元戎云、折中湯液萬世不易之法、當以仲景爲祖、又云、金匱玉函要略、傷寒論、皆張仲景祖神農、法伊尹、體箕子而作也、唐宋以來、如孫思邈、葛稚川朱奉議王朝奉輩、其餘名醫雖多、皆不出仲景書、又湯液本草於孫葛朱王外、添王叔和、范汪、胡洽、錢仲陽、成無己、陳無擇云、其議論方定、增減變易、千狀萬態、無有一毫不出於仲景者、潔古張元素、其子張璧、東垣李明之、皆祖張仲景湯液、惜乎世莫有能知者、又云、仲景廣湯液爲大法、晉宋以來、號名醫者、皆出於此、又桉丹溪局方發揮

或問曰、仲景治傷寒一百一十三方、治雜病金匱要略二十有三門、何也、答曰、仲景諸方、實萬世醫門之規矩準繩也、後之欲爲方圓平直者、必於是而取則焉、曰要略之方、果足用乎、曰天地氣化無窮、人身之病亦變化無窮、仲景之書、載道者也、醫之良者、引例推類、可謂無窮之應用、借令略有加減修合、終難踰越矩度、又曰、圓機活法、内經具舉、與經意合者、仲景書也、仲景因病以制方、局方製藥以俟病、據數家說、是

元末及我國朝初，醫方分傷寒、雜病為二家也。只因聊攝七十八歲撰成明理論，八十歲時註完傷寒論，未暇註金匱論，所以俗醫分為二門，致今時衆口一辭，謂仲景能治傷寒，而不能療雜證也。究哉！余素慨金匱方論與傷寒論睽離孤處，及註解傷寒論、又明理論，亦散失群，已近五百年，因謀諸新安師古吳君，校壽一梓，成濟睽而得會遇，庶幾業醫者弗致得此失彼，各自專門為粗陋，又冀華劍復合，昌鏡再圓，天作之合云爾。萬曆戊戌孟夏吉日，匿迹市隱逸人謹識。

徐靈胎曰：金匱要畧乃仲景治雜病之書也。其中缺畧處頗多，而上古聖人以湯液治病之法，惟賴此書之存，乃方書之祖也其論病皆本于內經而神明變化之其用藥悉本于神農本草而融會貫通之其方則皆上古聖人歷代相傳之經方仲景間有隨證加減之法其脈法亦皆內經及歷代相傳之真訣其治病無不精切周到無一毫游移參錯之處實能洞見本源審察毫末故所投必效如桴鼓之相應真乃醫方之經也惜其所載諸病未能全備未知有殘缺與否然諸大證之綱領亦已粗備後之學者以此爲經而參考推廣之已思過半矣自此以後之書皆非古聖相傳之真訣僅自成一家不可與金匱並列也

姚際恒曰金匱玉函經又名金匱要略稱漢張仲景撰晉王

叔和集寀此非仲景撰乃後人僞託者也、

桉先子曰、張仲景云、作傷寒雜病論合十六卷、而梁七録、張仲景辨傷寒十卷、乃今所傳傷寒論其六卷則雜病論、即今金匱要畧、係其遺篇、考千金方、江南諸師、秘仲景要方不傳、隋巢元方作病源候論傷寒門中、有傷寒論文、而不著仲景之名蓋據小品所引而收載乎、然於其婦人三十六疾、則稱仲景義最玄深非愚淺能解、巢氏豈特寓目於雜病、而未及傷寒論耶、孫思邈晚年得仲景原本、收翼方第九第十卷中、而他門並無引之者、孫氏豈特研傷寒論、而未及雜病論耶、後天寶中、王燾撰外臺秘要，載此書方藥，而云出傷寒論，乃其不易舊目者，原書或僅存於臺閣中，而王氏特得窺之耶。意者仲景之書，自晉經隋唐，顯晦離合，其傳不一如此。蓋唐時有合傷寒雜病論，改名金匱玉函，以傳之者，後人因刪畧其要，約爲三卷，更名云金匱玉函要畧歟。淮南要畧訓，高誘註曰：鴻烈二十篇，畧數其要，明其所指，序其微妙，論其大體也。命名之義，蓋出乎此。且林億等序云：傷寒文多節畧，傷寒乃有全本，故知其多節畧。至雜病則雖他本可攷，以傷寒例之，則其節畧舊尤可據知也。林億又云：依舊名曰金匱方論。徐鎔因謂王洙館

中所得名曰金匱玉函要略方論、係于五代時改名耳
然周禮疾醫職、賈公彥疏、引張仲景金匱云、神農能嘗
百草、則炎帝者也、今要略無此文、豈其所刪畧歟、以此
知唐時已有金匱之目、必非五代時改名也、皇甫謐云、
仲景垂妙于定方、陶弘景云、惟仲景一部最爲衆方之
祖、又悉依本草、但其善診脉明氣候、以意消息之爾、二
氏距仲景未遠、其言如此、然要略中方論、儘有不合繩
墨者、故今人或云、某論非仲景之舊、某方非仲景之真、
肆意刪改、以爲復古、此誤也、巢氏病源引小品云、華佗
之精微、方類單省、而仲景經、有候氏黑散、紫石英方、皆

數種相出入節度，陳延之以晉初人，其言如此，是他至篇末宋人附方，千金外臺中，引仲景者頗多，豈知今之致疑者，蓋非仲景之本論原方乎，此宜存而不識焉。

再按讀書志，以是書與玉函經相混，作八卷，而劉完素所稱仲景方論一十六卷者，據其自序而言之，非當時有原本，徐鎔致疑于斯，殆爲失考。

趙氏（良仁）金匱方衍義

未見

蘇州府志曰：趙良仁字以德，少試吏憲司，即棄去，從丹溪朱彥脩學醫，治療多有奇效，名動浙東西，所著醫學宗旨、金匱

方衍義并丹溪藥要等書張氏據吳良仁學專去浙後復來
吳以籍長洲以高壽終
胡氏引年金匱要略方註
未見
程林曰金匱要略明初有趙以德註嗣後有胡引年註方論
訛舛甚多
盧氏之頤金匱要略摸象
佚
摩索金匱
九卷

未見

杭世駿曰：盧之頤著金匱要略摸象，未成，父促之成。既成，父之曰：十年後方許汝著書。父殁後，述先人之志，成摩索金匱九卷。名目偏盲摩索者，言暗中得之也。

徐氏彬金匱要略論註

二十四卷

存

自序曰：不習經義，不可以論史；不讀史，不可以衡論百家之書。蓋治理之變，莫備於史，而其源必出於經。此古今之通義也。張仲景者，醫家之周孔也；仲景之傷寒論、金匱要略，醫家之六經也今仲景傷寒論有吾師南昌喻先生尚論後有余一百十三方發明業已流布其金匱要略即所謂金匱玉函經也爲後世雜症方書之祖乃有藥味有方論之靈素也其中立言之意欲人每證必明致病之由每藥必明參互之法而後分證論治經權相參不令龐雜撓亂正法故立論著方寧簡無冗謂繁冗則視聽搖心意惑而失其端緒也人則以爲奥而略之後之方書旁搜博設務爲廣羅冀人弋獲于是用方者合則神奇誤則夭枉甚或因病索書炤方偶驗傳誦鄉里究竟用方者未詳藥證相合之故若是者求其觸類引申自不可得一概據方覓病豈非刻舟求劍歟且療病必宗

書而求不解意之方，得者爲偶得，不得當何如，甚乃因其不解方意而誤投殺人，又當何如。人則以爲便而遵之，獨喻師作醫門法律，立論多宗金匱，固足以表章前人，啓牖末學矣。然僅如一人遇事慷慨，引經斷義，言者足以悅心，聞者足以動聽，豈若使人人各習全經，曉暢經義，其聲教四訖之盛更爲博大。但奥義難悉，此余著金匱要略論註，正如六經既明，則古今諸史不期明而自明，謂源流既正，即彼泛涉方書，自有朝宗之妙耳。顧以謭劣闚斯秘要，千慮一得，豈能盡先聖精蘊，聊爲下里巴音，以冀白雪之和云爾。昔康熙拾年歲次辛亥孟夏朔日，雋李徐彬忠可氏題。

凡例曰一此書廢墜已久中多訛字疑者闕之示慎也聞有挨文拆義聊以鄙見質之後賢一原文有附方云出千金外臺諸書焉似屬後人贅入然方引藥味頗亦不凡或原爲仲景所制因述彼習用者之書名今悉如徐鎔傳本附列以俟參攷一拙著有註有論正義疏釋備於註或有剩義及摠括諸證不可專屬者見於論更有經義可借以發本文之覆者別具上方一此書雖出管見然遠近有道無不就正博洽君子即未習醫亦虚心質之借重姓氏以奉教多者居前非有所先後也若從遊諸賢竟屈肩隨矣一註中精意宜詳味者用密圈○○○其有謬剩者用密點丶丶丶其就經文逐字註

釋者悉用空尖，△△△，非以此分句讀，故凡係經文字面即尖之，取其易辨耳。一讀我論註有法，須先將方論藥味逐字不遺，熟記貫串，竭其知識，探討既久，然後將余論註驗其得失，可不摘段取便，不可彷彿涉畧，要知他方書原屬剽竊湊集，故可閲首置尾，即内中採擇一條，時亦獲驗，若金匱之妙，統看一卷，全體遍現，不獨察其所用，須察其所不用，要知仲景審證用藥已臻聖域，其所不用藥，豈智刀不及後人耶。

四庫書目提要曰：金匱要略論註二十四卷，漢張機撰，國朝徐彬註。機字仲景，南陽人，嘗舉孝廉，建安中官至長沙太守。是書亦名金匱玉函經，乃晉高平王叔和所編次，據陳振孫書録解題則此書叔和所編本爲三卷王洙鈔存其後二卷後又以方一卷散附於二十五篇蓋已非叔和之舊然自宋以來醫家奉爲典刑與素問難經並重得其一知半解皆可以起死回生則亦岐黄之正傳和扁之嫡嗣矣機所作傷寒卒病論自金成無已之後註家各自爭名互相竄改如宋儒之談錯簡原書端緒久已瞀亂難尋獨此編僅僅散附諸方尚未失其初旨尤可寶也漢代遺書文句簡奥而古來無註醫家猝不易讀彬註成於康熙辛亥註釋尚爲顯明今録存之以便講肄彬字忠可嘉興人江西喻昌之弟子故所學頗有師承云

程氏林金匱要略直解

三卷

存

凡例曰、一引證諸書、悉本靈素、本草、脈經、甲乙、中藏、及傷寒、論、其六朝唐宋諸名家有確論者、附之、林也、後學以經證經、要在直截簡切、義理詳明、期於取用、不敢作僻語迂論曲解、以欺誤人也、一斯道之妙、洞徹氣化之機、精貫陰陽之理、非參究之士、語之不知、非達道之人、傳之莫習、故讀仲景金匱、必融會仲景傷寒、潛心年月、便領悟其旨趣、否則得此失彼、未詳窺其要妙也、一仲景方法、如麻黃湯、先煮麻黃、者、

大承氣後內芒硝者、大小柴胡後煎者、有頓服、溫服、小冷服
日三服、日三夜一服、日再服、其助藥力、有啜粥、有飲暖水、有
食糜者、有重覆取汗、取微似有汗、取下、取利小便者、如此之
類、未可一二詳載、方法圓通、千古不能踰越、故謂之祖方
一宋林億校正、附唐人諸方、如侯氏黑散之類、今皆刪去其
柴胡飲子、則宋人方也、

張氏志聰 金匱要略註

未見

桉右見于傷寒綱目序

高氏世栻

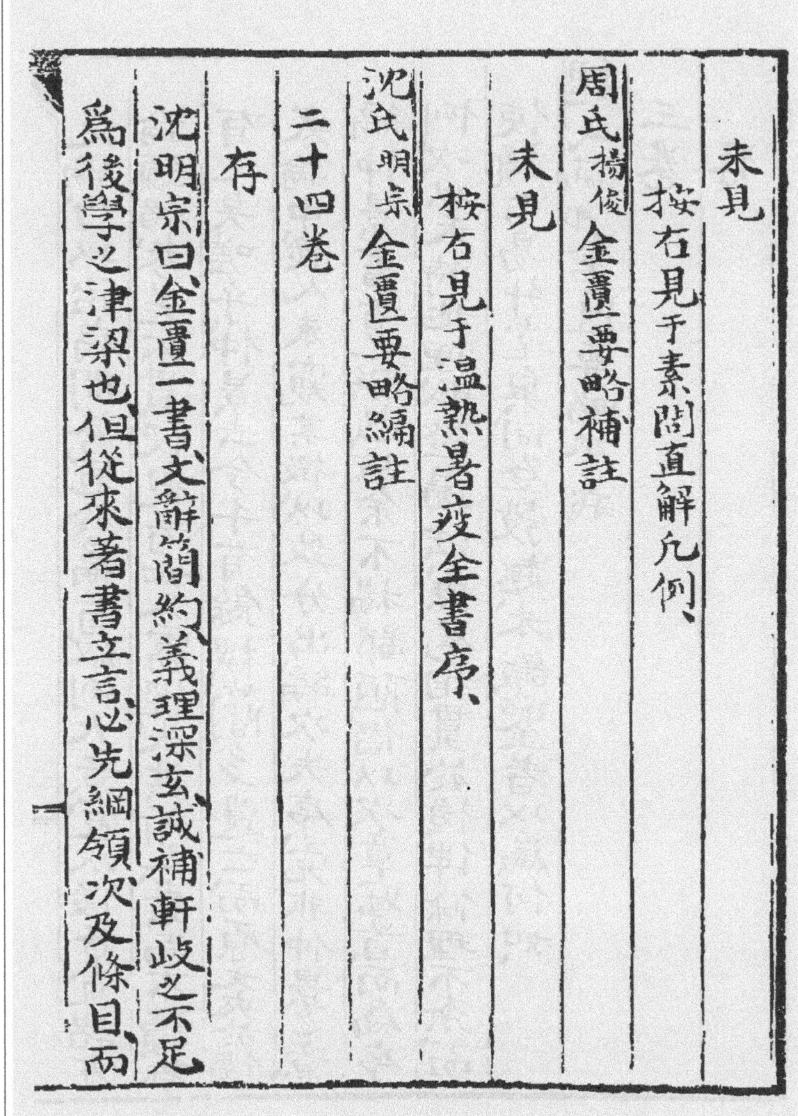

未見

按右見于素問直解凡例、

周氏揚俊金匱要略補註

未見

按右見于溫熱暑疫全書序、

沈氏明宗金匱要略編註

二十四卷

存

沈明宗曰金匱一書文辭簡約、義理深玄、誠補軒岐之不足、爲後學之津梁也但從來著書立言、必先綱領、次及條目、而是編乃以治病問答冠於篇首敘例大意及次後章且諸方論頭緒參差不貫使觀者如入霧徑失其所之棄而不讀者有之矣嗟乎仲景去今千有餘祀簡間多遺亡而原文爽於傷寒論中後人未窺其微以致分出編次失序究非仲景之意編仲景書者之誤也故余不揣鄙陋僭以次章冠首而為序例次以天時地理脉證湯法魚尾相貫於後俾條理不紊而使讀者易升堂奥同登彀趣未識鑒者以為何如

魏氏荔彤金匱要略本義

三卷

存

按是書頁面題曰論註自序曰釋義名目各異序後又附林億等序及徐鎔說一篇依舊釐爲三卷註解雖多闡明不免文詞龐雜也

尤氏怡金匱要略心典

三卷

存

自序曰金匱要略者漢張仲景所著爲醫方之祖而治雜病之宗也其方約而多驗其文簡而難通唐宋以來註釋闕如明興之後始有起而論之者迄於今乃不下數十家莫不深求精討用以發蒙而解惑然而性高明者泛騖遠引以曲逞

其説而其失則爲浮守矩矱者尋行數墨而畏盡其辭而其失則爲險是險與浮者雖所趣不同而其失則一也余讀仲景書者數矣心有所得輒筆諸簡端以爲他日考驗學問之地非敢舉以註是書也日月既深十已得其七八而未克遂竟其緒丙午秋日抱病齋居勉謝人事因取金匱舊本重加尋繹其未經筆記者補之其記而未盡善者復改之覃精研思務求當於古人之心而後已而其間深文奥義有通之而無可通者則闕之其係傳寫之誤者則擬正之其或類後人續入者則刪汰之斷自藏府經絡以下終於婦人雜病凡二十有二篇釐爲上中下三卷仍宋林億之舊也集既成顏曰

心典，謂以吾心求古人之心，而得其典要云爾。雖然，劉氏擾龍，宋人剝楮，刀盡心剷，要歸罔用。余之是註，安知其不仍失之浮，即失之隘也耶？世有哲人，箴予闕失，而賜之教焉，則予之幸也。雍正己酉春日，飲鶴山人尤怡題北郭之樹下小軒。

徐大椿序曰：今之稱醫宗者，則曰四大家，首仲景，次河間，次東垣，次丹溪。且曰仲景專於傷寒，自有明以來，莫有易其言者也。然竊嘗考神農著本草以後，神聖輩出，立君臣使佐之制，分大小奇偶之宜，於是不稱藥而稱方，如內經中所載半夏秫米等數方是已。迨商而有伊尹湯液之說，大抵湯劑之法至商而盛，非自伊尹始也。若扁倉諸公，皆長於禁方，而其書又不克傳。惟仲景則獨祖經方，而集其大成，遠接軒皇，近兼衆氏。當時著書垂教，必非一種，其存者有金匱要畧及傷寒論兩書。當宋以前，本合爲一，自林億等校刊，遂分爲兩焉。夫傷寒乃諸病之一病耳，仲景獨著一書者，因傷寒變證多端，誤治者衆，故尤加意，其自叙可見矣。且傷寒論中一百十三方，皆自雜病方中檢入，而傷寒之方，又無不可以治雜病。仲景書具在，燎如也。若三家之書，雖各有發明，其去仲景相懸，不可以道里計，四家並稱，已屬不倫，況云仲景專於傷寒乎？嗚呼！是尚得爲讀仲景之書者乎？金匱要畧，正仲景治雜病之方書也，其方亦不必盡出仲景，乃歷聖相傳之經方也仲景則滙集成書，而以己意出入爲耳。何以明之？如首卷栝樓桂枝湯，乃桂枝湯加栝樓也，然不曰桂枝加栝樓湯，而曰栝樓桂枝湯，則知古方本有此名也。六卷桂枝加龍骨牡蠣湯，即桂枝湯加龍骨牡蠣也，乃不别名何湯，而曰桂枝加龍骨牡蠣湯，則知桂枝湯爲古方，而龍骨牡蠣則仲景所加也。如此類者，不可勝舉。因知古聖治病方法，其可考者，惟此兩書，眞所謂經方之祖，可與靈素並垂者。苟有心於斯道，可舍此不講乎？說者又曰：古方不可以治今病，執仲景之方，以治今之病，鮮效而多害。此則尤足歎者。仲景之方，猶百鈞之弩也，如其中的，一舉貫革，如不中的，弓勁矢疾，去的彌遠，乃射者不恨己之不能審的而恨弓强之不可以命中，不亦異乎。其有審病雖是，藥稍加減，又不驗者，則古今之本草殊也。詳本草惟神農本經爲得藥之正性，古方用藥悉本於是。晉唐以後諸人各以私意加入，至張潔古輩出，而影響依附，互相辨駁，反失本草之正傳，後人遵用不易，所以每投難拒，古方不可以治今病，遂爲信然。嗟乎，天地猶此天地，人物猶此人物，若人氣薄，則物性亦薄，豈有人今而藥獨古也。故欲用仲景之方者，必先學古窮經，辨證知藥，而後可以從事。尤君在涇，博雅之士也，自少即喜學此藝，凡有施治，悉本仲景，輒得奇中。居恒歎古學之益衰，知斯理之將墜，因取金匱要略發揮

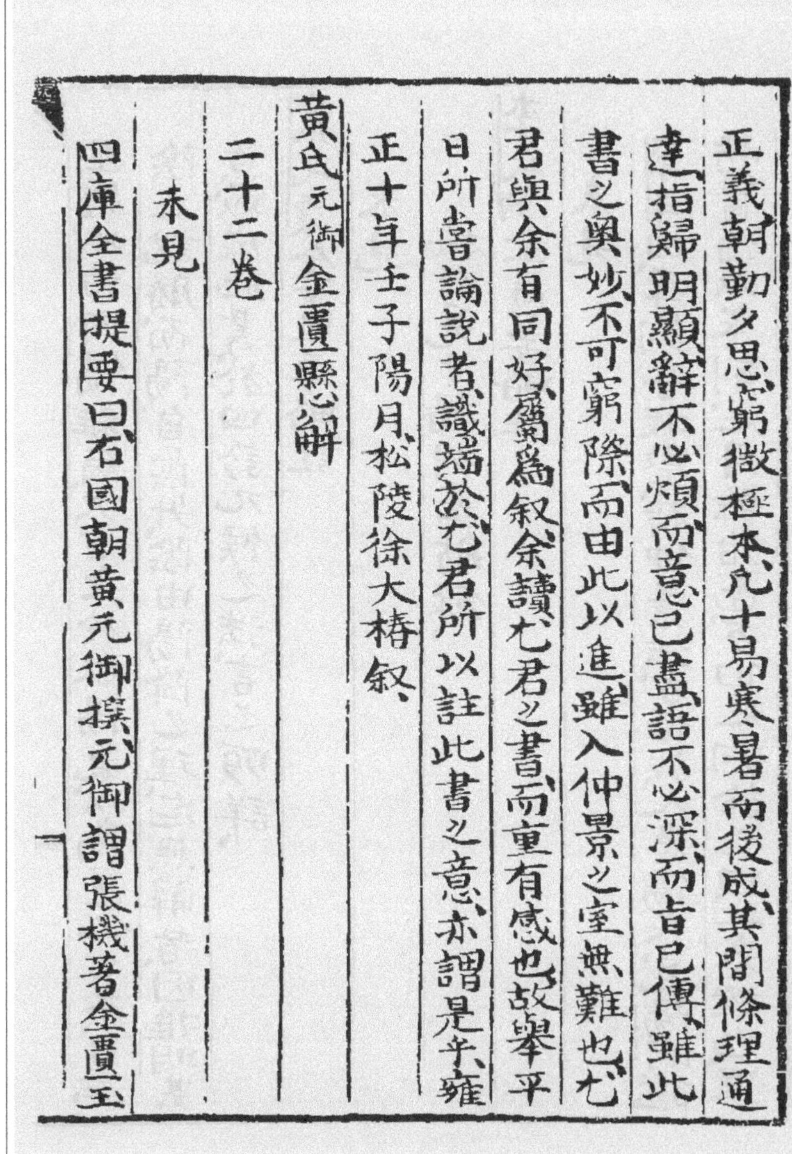
正義朝勤夕思窮微極本凡十易寒暑而後成其間條理通達指歸明顯辭不必煩而意已盡語不必深而旨已傳雖此書之奧妙不可窮際而由此以進雖入仲景之室無難也乜君與余有同好屬爲叙余讀乜君之書而重有感也故舉平日所嘗論說者識端於乜君所以註此書之意亦謂是乎雍正十年壬子陽月松陵徐大椿叙

黃氏元御金匱懸心解

二十二卷

未見

四庫全書提要曰右國朝黃元御撰元御謂張機著金匱玉

函經以治内傷雜病大旨主於扶陽氣以爲運化之本自滋陰之説勝而陽自陰升陰由陽降之理迄無解者因推明其意以成此書於四診九候之法言之頗詳

戴氏震金匱要略註

未見

桉右見于揚州畫舫録

李氏鈞金匱要略註

未見

李斗曰李鈞字振聲精仲景法方伯族人患傷寒見陽明證時醫治以寒劑延月餘殆甚方伯延鈞診之曰此寒證也宜

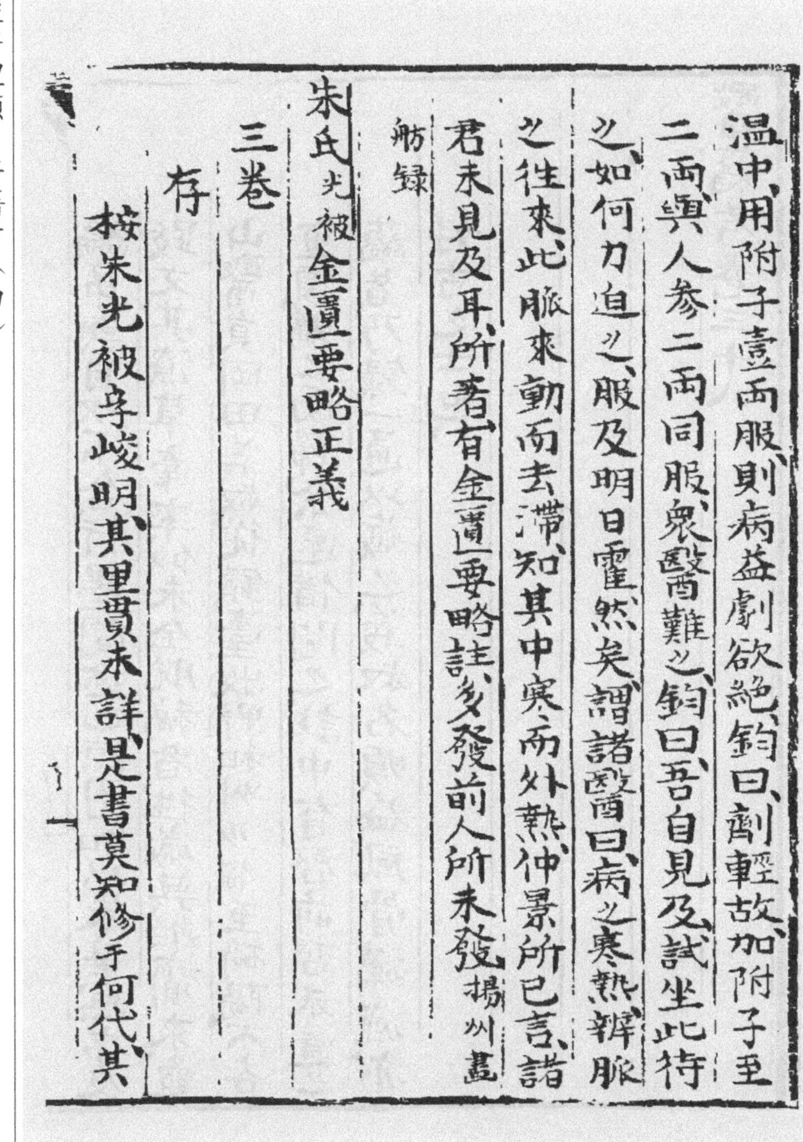
温中、用附子壹兩服、則病益劇欲絶、鈞曰、劑輕故、加附子至二兩、與人參二兩同服、衆醫難之、鈞曰、吾自見及試坐此待之、如何乃迫之、服及明日霍然矣、謂諸醫曰、病之寒熱辨脉之往來、此脉來動而去滞、知其中寒、而外熱、仲景所已言、諸君未見及耳、所著有金匱要略註、多發前人所未發（揚州畫舫録）

朱氏（光被）金匱要略正義

三卷

存

按朱光被字峻明、其里貫未詳、是書莫知修于何代、其編第與目次不合，行墨間塗乙點圈，加以朱筆，無序及跋文，其潦草章率，似未全脱稿者。往歲吳舶齎來，龜山醫員岡田義叔從鎮臺牧野和州成傑至碕陽，不吝重價，購之而歸。余速借閲之，註中有啓前哲未道之蘊者，乃録一通以藏之。義叔名順，益風骨瀟灑，亦好古之士也。

醫籍考卷三十八

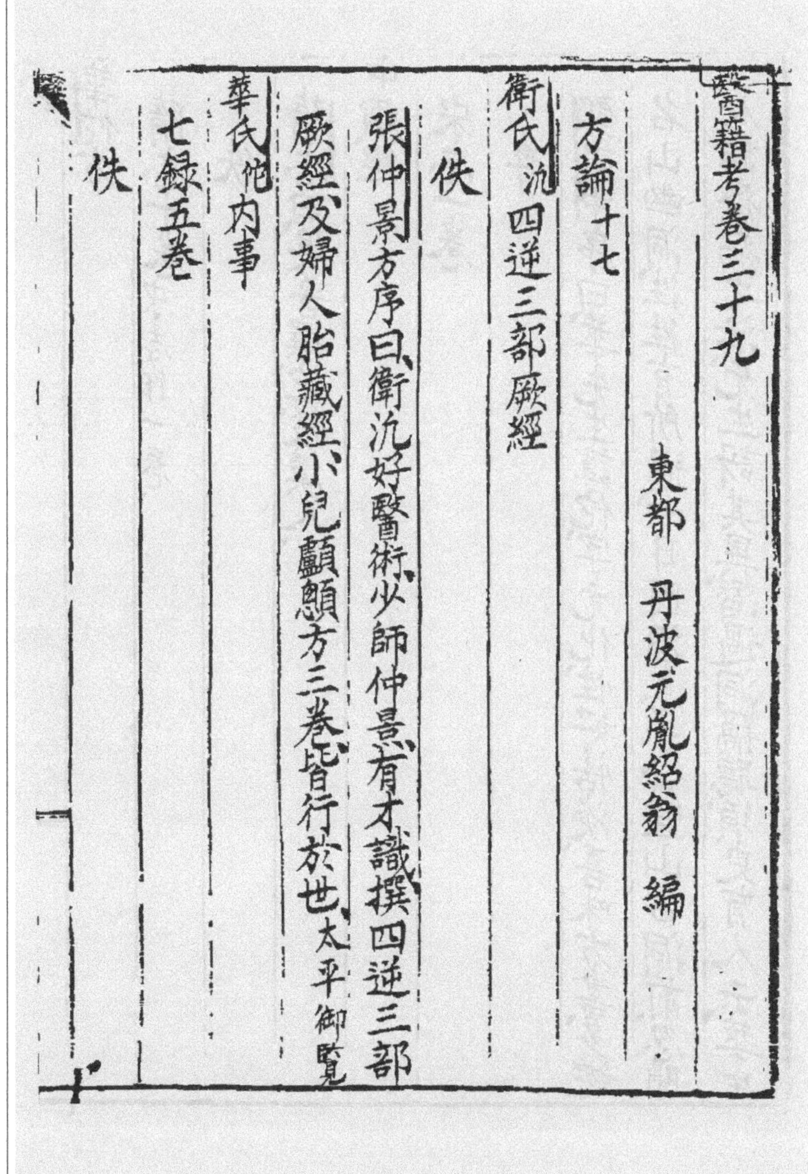

醫籍考卷三十九

東都　丹波元胤紹翁　編

方論十七

衛氏沉四逆三部厥經

佚

張仲景方序曰、衛沉好醫術、少師仲景、有才識、撰四逆三部厥經及婦人胎藏經小兒顱顖方三卷、皆行於世、太平御覽

華氏佗內事

七録五卷

佚

華佗方

隋志十卷宋志作一卷

佚

隋志曰吳普撰佗後漢人

中藏經

宋志一卷

存

鄧處中序曰華先生諱佗字元化性好恬淡喜味方書多遊名山幽洞往往有所遇一日因酒息于公宜山古洞前忽聞人論療病之法先生訝其異潛過洞竊聽須臾有人云華生

在邇術可付焉復有一人曰道生性貪不憫生靈安得付也先生不覺見愈駭躍入洞見二老人衣木皮頂草冠先生躬趨左右而拜曰適聞賢者論方術遂乃忘歸況濟人之道素所好為所恨者未遇一法可以施驗徒自不足耳願賢者少察愚誠乞與閱悟終身不負恩首坐先生云術亦不惜恐異日與子為累若無高下無貧富無貴賤不務財賄不憚勞苦矜老恤幼為急然後可脫子禍先生再拜謝曰賢聖之語一一不敢忘俱能從之二老笑指東洞云石床上有一書函子自取之速出吾居勿示俗流宜秘密之先生時得書回首已不見老人先生懾怯離洞忽然不見雲奔雨瀉石洞摧塌既覺

其方論多奇怪從玆施治效無不存神先生未六旬果為魏
所戮老人之言預有斯驗余廼先生外孫也因弔先生寢室
夢先生引余坐語中藏經真活人法也子可取之勿傳非人
余覺驚怖不定遂討先生舊物獲石函一具開之得書一帙
廼中藏經也予性拙於用復授次子思因以志其實甲寅秋
九月序

陳振孫曰中藏經一卷漢譙郡華佗元化撰其序稱靈洞主
少室山鄧處中自言為華先生外孫莫可攷也

樓鑰跋曰余少讀華佗傳駭其醫之神奇而惜其書之火於
獄使之尚存若刳腹斷臂之妙又非紙上語所能道也古[illegible]

陸從老近世之良醫也嘗與之論脈曰無如華佗之論最切曰性急者脈亦急性緩者脈亦緩長人脈長短人脈短究其說未暇也一日得閩中倉司所刊中藏經讀之其說具在蓋貳卿姜公詵爲使者時所刊凡三十餘年而余始得之序引之說頗涉神怪難於盡信然其議論卓然精深高遠視脈察色以決死生雖不敢以爲真是元化之書若行於世使醫者得以習讀之所濟多矣惜乎差舛難據遂攜至姚江以叩從老從老笑曰此吾家所祕不謂版行已久因出其書見假取而校之乃知閩中之本未善至一版或改定數十百字前有目錄後有後序藥方增三之二閩本間亦有佳處可證陸本

之失其不同而不可輕改者兩存焉始得爲善本老不能繕寫俾從子澂手録之蘄春王使君成父聞之欣然欲於治所大書鋟木以惠後學且以成余之志澂所録面授而記其始始末於左藥方凡六十道亦有今世所用者其間難曉者有之恐非凡識所及佗傳稱處齊不過數種又未知此爲是否好事者能以閱本校之始知此本之爲可傳也

呂復曰中藏經八卷少室山鄧處中云華先生佗游公宜山古洞值二老人授以療病之法得石牀上書一函用以施試甚驗余乃先生外孫因弔先生寢室夢有所授獲是經於石函中其託爲荒誕如此竟不考傳獄吏焚書之實其僞不攻

自破按唐志有吳普集華氏藥方別無中藏之名普其弟子宜有所集竊意諸論非普輩不能作鄧氏特附別方而更今名耳蓋其方有用太平錢並山藥者蓋太平乃宋熙陵初年號署預以避厚陵偏諱而始名山藥其餘可以類推然脈要及察聲色形證等說必出元化遺意覽者細爲審諦當自知之

俞弁曰中藏經八卷相傳華元化撰按唐書藝文志有吳普集元化藥方別無中藏之名普廣陵人親授業于元化之門以術藝知名今集中諸論非普不能作靈洞道士鄧處中自序元化外孫因予寢室得此書於夢中余竊疑其妄誕論後

附方意者皆鄧生增入之耳如地黄煎丸内有山藥古方名薯蕷為避宋英宗諱故易名山藥燒肝散内有白术蒼术本草及古方書止云术不分蒼白二種牢牙地黄散細注云此方見僧文瑩湘山野録文瑩宋僧三者可證其出於鄧生之手覽者當自知之

馮夢禎跋趙魏國書華氏中藏經并祕方真蹟曰此趙魏國晚歲養閑書也録華氏中藏經四十七條首尾俱不完為三卷而後附秘方六十道别為一卷分而復合喜為潤卿所有筆法蕭散閑肆無意〻多弇州先生王百穀董玄宰跋之詳矣而潤卿復乞余一轉語余觀古人以文章書畫名後世者

類不肯虛其暇日，至於晚歲娛老養閑，此意不廢。相傳魏公日課萬字，佛道聖典、人間秘書，隨意攜覽，不踁而走天下。況此三卷二萬餘言，爲秘論名方，是活人壽世而希傳者耶。晴牕雨軒，隨拈一卷，焚香披閱，便可永日。慎卿其寶之。快雪堂集

周錫瓚跋曰：世傳醫書，莫古於素問，王冰謂即漢藝文志之黃帝內經，然已不合於十八卷之數，況後出之書耶？惟求其是者者信之而已。華氏中藏經，陳直齋書錄解題云一卷，宋史藝文志同。然魏志佗傳，佗出一卷書與獄吏，吏不敢受，索火焚之，則佗之書久絕矣，何以至宋世而忽出耶？傳又稱其弟子吳普、樊阿從佗學，普準佗治，多所全濟，阿善鍼術，普年

九十餘，阿壽百餘歲，則佗書雖不傳，而弟子習其業者，亦可以著書傳後。隋經籍志載吳普撰華佗方十卷，華佗内事五卷，觀形察色并三部脉經一卷，枕中灸刺經一卷，普集華氏藥方，新舊唐書皆載於經籍藝文志，而宋藝文志亦有華佗藥方一卷，其書想北宋時，尚有流播，或多殘缺，故其時名醫綴輯，而成此書，別立名目，以託於華氏耳。宋自建隆以來，甚重醫學，乾德初，考校醫官藝術，太平興國間，訪求醫書，其時王懷隱成太平聖惠方，李昉詳定唐本草，仁宗時，許希亦著神應鍼經要訣，宋重醫學，幾與唐之明法明算等，疑其書或出於此時，雖非元化之書，要其説之精者，必有所自也。書一刻於宋之閩中，爲倉司本，一爲樓攻媿鑰所校本。余得舊鈔本，前後多缺，無序文目錄，并樓公跋。且避高孝兩朝諱，疑即攻媿所校本，因取新安吴氏刻本補其缺，而用一按字，註於下，以别於原註，并從攻媿集中，録跋附後，始得爲完書。後附藥方，吴本倍於此本，其相同者，僅二十方，餘皆後人以意增入，非原書也。今悉依舊本，雖未得宋刊校補，然已與吴本迥别矣。書之可傳，攻媿跋之已詳，兹述其書之由來，而使世之學者，勿以魏志有火於獄之説而疑之也。書凡一卷，後附方六十道，因爲上下二卷云。乾隆五十七年秋九月，茂苑周錫瓚識於楓橋之香嚴書屋。

孫星衍序曰：華氏中藏經，見鄭樵通志藝文畧，爲一卷。陳振孫書録解題同，云漢譙郡華佗元化撰。宋史藝文志華氏作黄盖，誤。今世傳本有八卷，吳勉學刊在古今醫統中。余以乾隆丁未年入翰林，在都見趙文敏手寫本，卷上，自篇十篇性忌則脉急已下起，至第二十九篇爲一卷；卷下，自萬應圓藥方至末爲一卷；失其中卷。審是真蹟，後歸張太史錦芳，其弟録豪贈余。又以嘉慶戊辰年乞假南歸，在吳門見周氏所藏元化寫本，亦稱趙書，與有上中下三卷，而缺論診候病必死候第四十八及察聲色形證决死法第四十九兩篇。合前後二本挍勘，明本每篇脱落舛誤，凡有數百字，其方藥名件次序分量俱經後人改易或有刪去其方者今以趙寫兩本為定此書文義古奥似是六朝人所撰非後世所能假託考隋書經籍志有華佗觀形察色并三部脉經一卷疑即是中卷論診襍病必死候已下二篇故不在趙寫本中未敢定之鄧處中之名不見書傳陳振孫亦云自言為華先生外孫稱此書因夢得于石函莫可考也序未稱甲寅秋九月序古人亦無以干支紀歲不著歲字者疑其序偽作至一卷三卷八卷分合之異則後人所改趙寫本旁注有高宗孝宗廟諱又稱有庫本陸本異同是依宋本手録元代不避宋諱而不更其字可見古人審慎闕疑之意此書四庫書既未録存又兩見

趙寫善本急宜刋刻以公同好卷下萬應圓等皆以丸散治疾而無湯藥古人配合藥物分量案五藏五味配以五行生成之數今俗醫任意增減不識君臣佐使是以古人有不服藥爲中醫之歎要知外科丸散率用古方分量故其効過于内科此即古方不可增減之明證余所得宋本醫學書甚多皆足證明人改亂古書之謬惜無深通医理者與共證之嘉慶十三年太歲戊辰十月四日孫星衍撰序于安德使署之平津館

按是書名中藏者取實而藏之之義後漢百官志曰中宫私府令一人六百石註官者主中藏幣帛諸物又蓋

勲傳只多出中藏財物以餌士，註中藏猶內藏也。孫星衍謂卷第分合之異，後人所改，然考樓跋，宋時已有兩本，蓋吳勉學所輯據閩中倉司刊本者，與樓氏所謂一版或改定數十百字，藥方增三之二者相符，趙文敏所書則以蘄春王成父刊本為祖者，其詳記樓氏校語，并避兩朝廟諱，則可以為證焉。特周刻合為二卷，殆不可解。孫氏序稱周本具有上中下三卷，而周刻卷末有已上八方，陸本在中卷四十論後語，則原又為三卷。孫又稱中卷論診候病必死已下二篇，以為隋志所載佗書遺文，因查王叔和脉經有扁鵲華佗察聲色要訣，其論

約畧相類則知其出于他書孫說可謂詳確矣

華佗尤候

佚

按右見于幼幼新書

青囊方

佚

徐春甫曰魏華佗得異人授受今亡之

耿氏奉方

七録六卷

佚

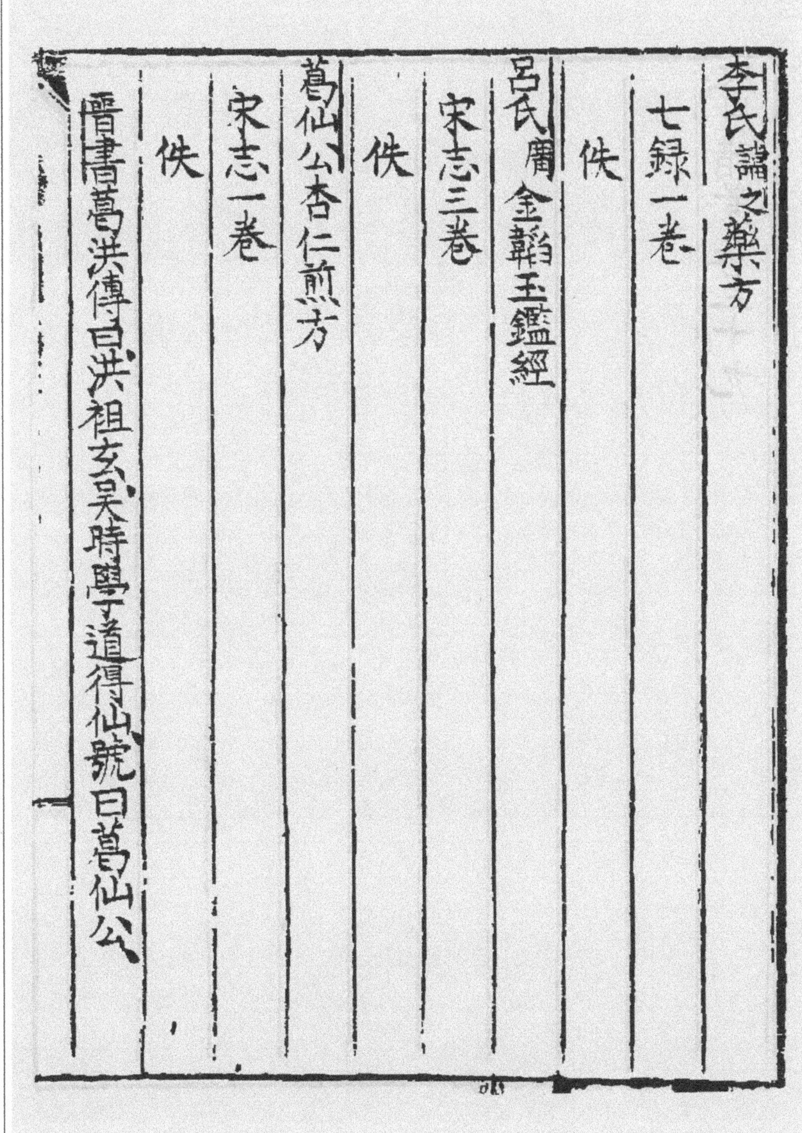

李氏譜之藥方

七録一卷

佚

吕氏𤅢金鞱玉鑑經

宋志三卷

佚

葛仙公杏仁煎方

宋志一卷

佚

晋書葛洪傳曰洪祖玄吴時學道得仙號曰葛仙公

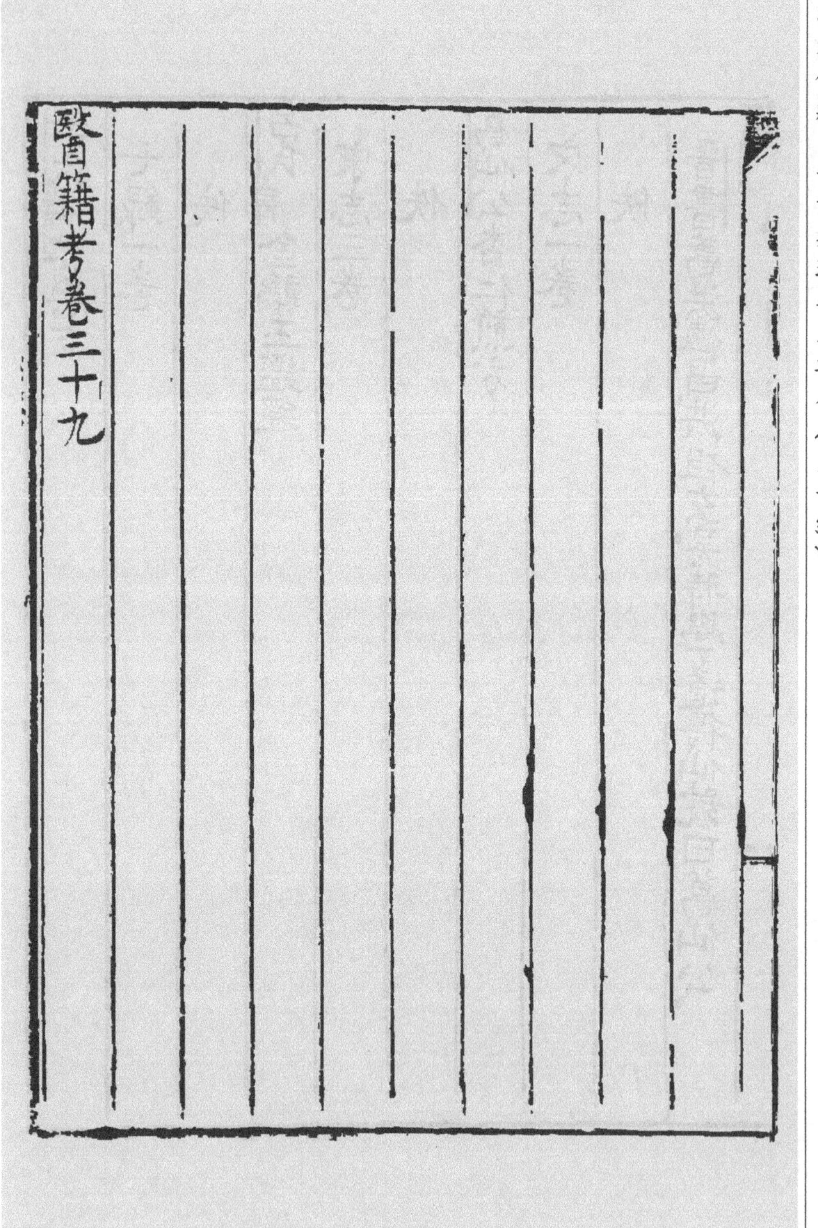
醫籍考卷三十九

醫籍考卷四十

東都　丹波元胤紹翁　編

方論十八

王氏叔和論病

七録六卷

佚

皇甫氏謐依諸方撰

隋志一卷

佚

支氏法存申蘇方

七録五卷

佚

劉敬叔曰：沙門有支法存者，本自胡人，生長廣州，妙善醫術，遂成巨富。有八尺毾㲪，光彩耀目，作百種形像。又有沈香八尺板牀，居常香馥。太原王琰爲廣州刺史，大兒邵之屢求二物，法存不與。王因狀法存豪縱，乃殺而籍没家財焉。異苑

孫思邈曰：諸經方往往有脚弱之論，而古人少有此疾。自永嘉南渡，衣纓士人多有遭者。嶺表江東有支法存、仰道人等，並留意經方，偏善斯術。晉朝仕望多獲全濟。千金方

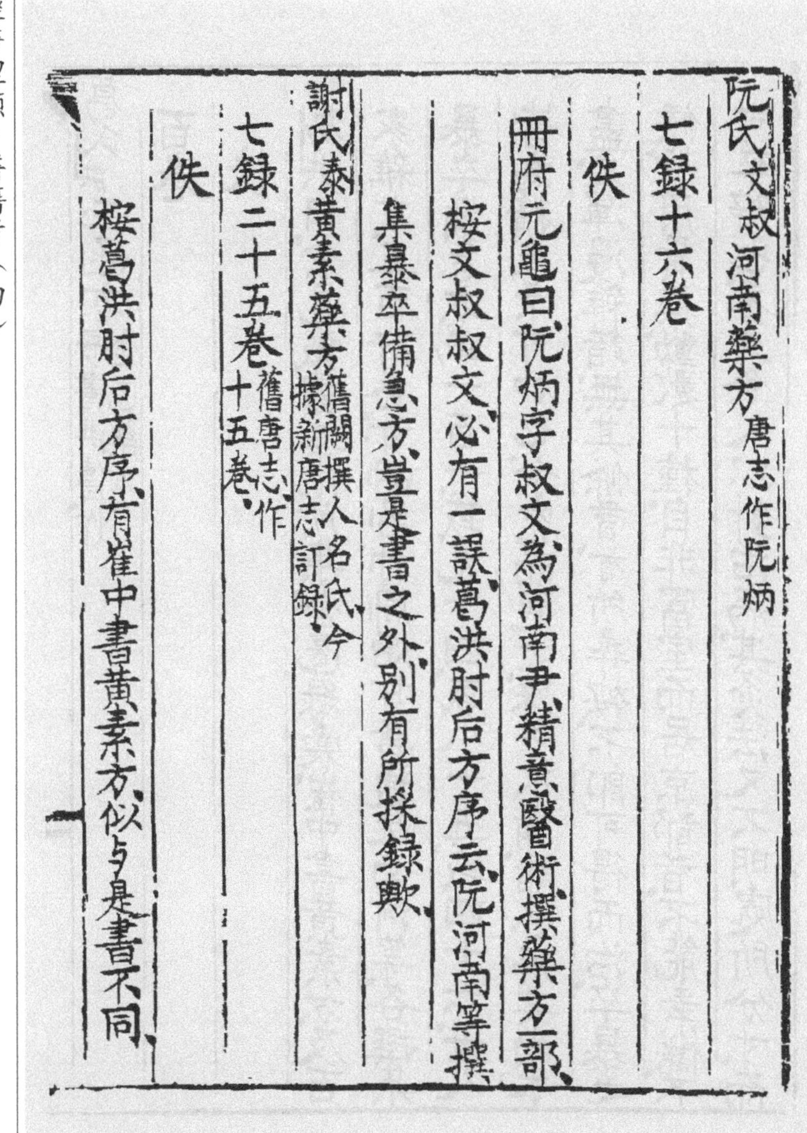

阮氏文叔河南藥方唐志作阮炳

七録十六卷

佚

冊府元龜曰阮炳字叔文爲河南尹精意醫術撰藥方一部

桉文叔叔文必有一誤葛洪肘后方序云阮河南等撰集暴卒備急方豈是書之外别有所採録歟

謝氏泰黄素藥方舊闕撰人名氏今據新唐志訂録

七録二十五卷舊唐志作十五卷

佚

桉葛洪肘后方序有崔中書黄素方似與是書不同

葛氏洪玉函方 晉書洪傳作金匱藥方

百卷

佚

葛洪曰余見戴霸華佗所集金匱緑囊崔中書黄素方及百家雜方五百許卷甘胡呂傅周始甘唐通阮南河等各撰集暴卒備急方或一百十或九十四或八十五或四十六世人皆為精悉不可加也余究而觀之殊多不備諸急病其尚未盡又渾漫雜錯無其條貫有所尋按不即可得而治卒暴之候皆用貴藥動數十種自非富室而居京都者不能素儲不可卒辦也又多令人以針治病其灸法又不明處所分寸而

但說身中孔穴榮衛之名自非舊醫備覽明堂流注偃側圖
者安能曉之哉余所撰百卷名曰玉函方皆分別病名以類
相續其九十三卷皆單行徑易籬陌之間顧眄皆藥衆急之
病無不畢備家有此方可不用醫醫多承襲世業有名無實
但養虛聲以圖財利寒白退士所不可得使使之者乃多誤
人未有若自閑其要勝於所迎無知之醫醫又不可卒得得
又不肯即為人使使腠理之微疾成膏肓之深禍乃至不救
且暴急之病而遠行借問率多枉矣抱朴子　○卷
晉中興書曰葛洪字稚川丹陽句容人幼覽衆書近得萬
自號抱朴子善養性之術撰經用救驗方三卷號曰肘后方

又撰玉函方一百卷，今行用。太平御覽

玉函煎方

隋志五卷

佚

肘后方 晉書洪傳作肘后要急方，唐志作肘后救卒方，

隋志六卷。舊唐志作四卷，本朝現在書目作一卷。

佚

自序曰：余既窮覽墳索，以著述餘暇，兼綜術數，省仲景元化劉戴秘要、金匱綠秩、黃素方，近將千卷，患其混雜煩重，有求難，故周流華夏九州之中，收拾奇異，捃拾遺逸，選而集之，

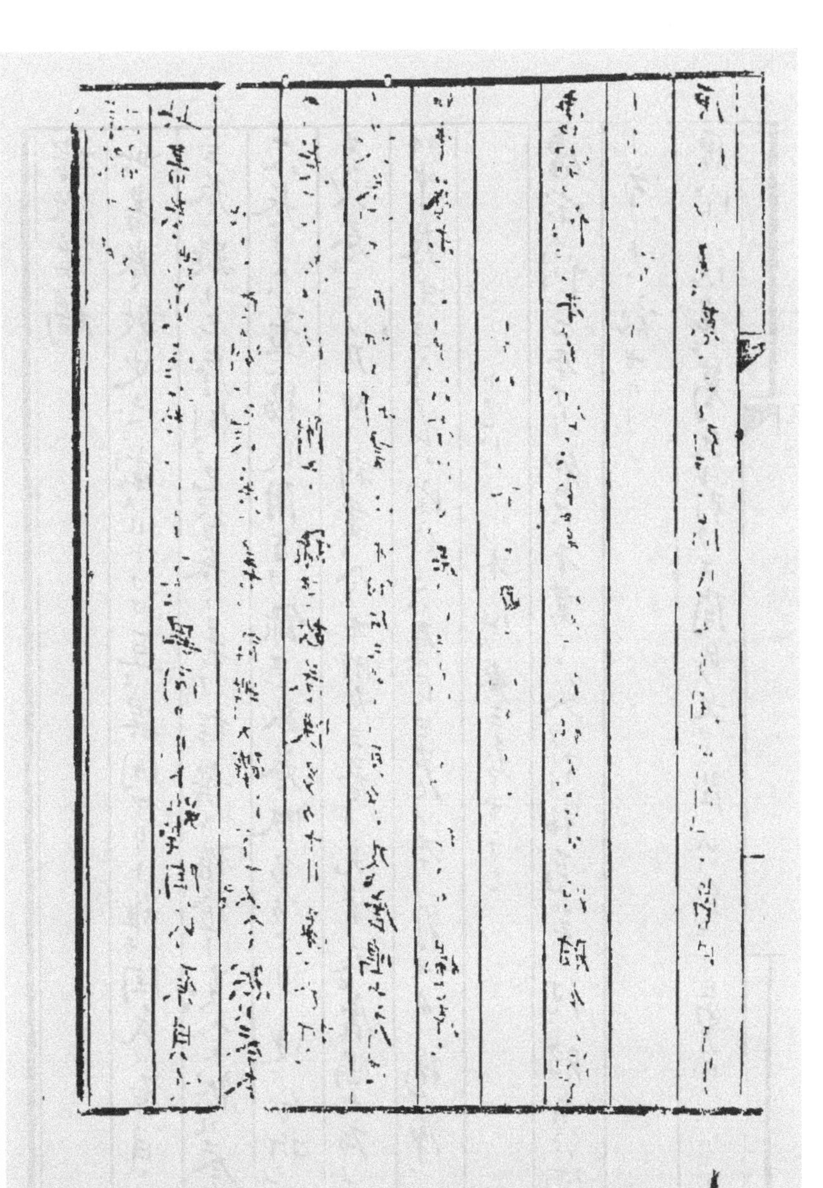

綜概草稿

此書巻數史志ニ載スルトコロ互ニ異同アリト雖モ陶氏ノ原目ハ必ス
三巻ナリ疑ナシ序例ニ已ニ分巻ノ義ヲ詳辨ス確證トナスベシ然ルニ今本
六巻ナルハ蓋シ楊氏附方ヲ録セシ故巻帙多クナリ遂ニ分析シテ
第八巻トスモノカ幼幼新書ニ今本附方三巻ト見タリ及ヒ鹿鳴山序ニ
如中巻末ニトアレハ宋代ニハ原目三巻ノ本ヲ存セリ楊序ニ
トアルハ本ハ必ス舊三巻ナランニ
唐宋ノ間ニ二本アリ外台ニ本書ノ文ヲ引ク稱葛氏肘後ニ肘后ニハ陶氏
ト云ナト、記セリ
唐宋ノ諸書ニ葛氏ト引テモ陶氏ノ文アリ陶氏ト引テモ葛氏ノ文アリ

彼是互ニ相稱スル故ニ一概ニ斷スヘカラス

葛序ハ恐クハ後人抱朴子ニ據テ文ヲ節引シテ依託シテ作ルモノナラン

外臺ニ亦書ニ引ク多ク蘇恭ニ作ル蘇敬ヲ攷ハ宋帝ノ諱ヲ避テ

改作スルモノナレハ今據正スル所ノ者ハ概覽ニ不必校正

陶氏神農ノ文ハ朱書ヲ以テ別ツト雖モ凡テ混シ今李ハ王張ノ本

間ニヲケ皆如ク朱墨ヲ分ツ雖ニ辨析スヘカラス獨リ政和本ニ

宋槧本ナルハ定ニ朱墨ヲ判然明カナル

葛氏ノ肘後ノ書ヲ除クノ外コレヨリ古キハナシ故ニ古法モ多ク

存セサレハ學者宜ク此ニ從テ玩味シテ之ヲ忽ニスヘカラス

又撰玉函方一百卷，于今行用。太平御覽

隋志五卷

玉函煎方

佚

肘后方 晉書洪傳作肘后要急方，唐志作肘后救卒方。

隋志六卷，舊唐志作四卷，本朝現在書目作一卷。

佚

自序曰：余既窮覽墳索，以著述餘暇，兼綜術數，省仲景、元化、劉戴秘要、金匱、綠秩、黄表（素）方，近將千卷，患其混雜煩重，有求難得，故周流華夏九州之中，收拾奇異，捃拾遺逸，選而集之，使種類殊分，緩急易簡，凡為百卷，名曰玉函。然非有力不能盡寫。又見周甘唐阮諸家，各作備急，既不能窮諸病狀，兼多珍貴之藥，豈貧家野店所能立辦？又使人用鍼，自非究習醫方，素識明堂流注者，則身中榮衛尚不知其所在，安能用鍼以治之哉？是使鳧雁摯擊，牛羊搏噬，無以異也。雖有其方，猶不免殘害之疾。余今採其要約，以為肘后救卒三卷，率多易得之藥，其不獲已，須買之者，亦皆賤價草石，所在皆有，兼之以灸，灸但言其分寸，不名孔穴，凡人覽之，可了其所用，或不出乎垣籬之內，顧眄可具。苟能信之，庶免橫禍焉。世俗苦於貴遠賤近，是古非今，恐見此方，無黄帝、倉公、和、鵲、踰跗之目，不能採用，安可强乎。

按是書名肘后者，言其方單省，足以立辨。其卷帙亦不多，可掛之肘后以隨行也。隋志有扁鵲肘后方一卷。抱朴子曰：辟蛇蝮以乾薑、附子，帶之肘后。其意並同。友人都梁伊憺甫怗亦曰：肘后者，斥佩囊之類，謂常在于肘腋下也。猶斥斂云腰間物。玉臺新詠集，繁欽詩：何以致叩叩，香囊繫肘后。晉書周顗傳曰：今年殺諸賊奴，取金印如斗大，繫肘后。抱朴子勤求曰：篇盡其囊枕之中，肘腋之下，秘要之旨。王子年拾遺記曰：浮提國獻神通善書二人，乍老乍少，隱形則出影，聞聲則藏形，出肘間

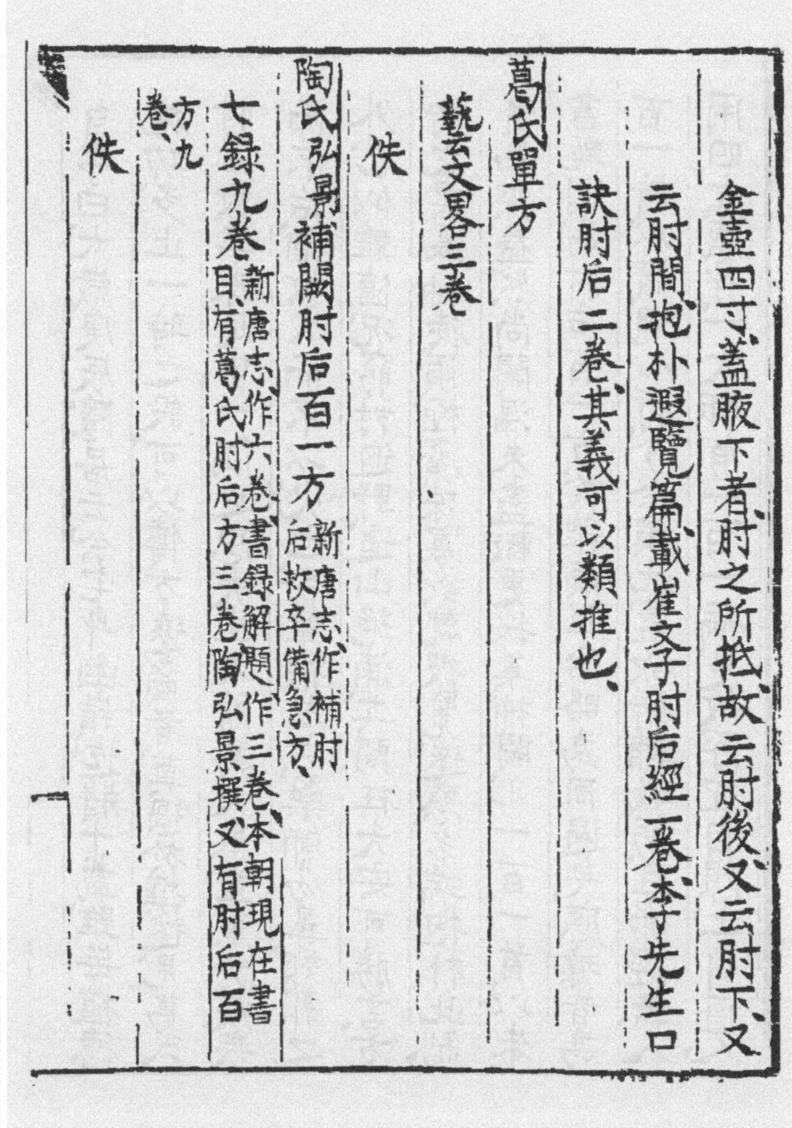

金壺四寸，蓋腋下者，肘之所抵，故云肘後。又云肘下，又云肘間，抱朴遐覽篇，載崔文子肘后經一卷，李子先生口訣肘后二卷，其義可以類推也。

葛氏單方

藝文畧三卷

佚

陶氏弘景補闕肘后百一方 新唐志作補肘后救卒備急方。

七錄九卷 新唐志作六卷，書錄解題作三卷，本朝現在書目，有葛氏肘后方三卷，陶弘景撰，又有肘后百方九卷。

佚

自序曰太歲庚辰隱居云余宅身幽嶺迄將十載雖每植德施功多止一時之設可以傳方遠裔者莫過於撰述見葛氏肘后救卒殊足申一隅之思夫生人所為大患莫急於疾疾而不治猶救火而不以水也今輦掖左右藥師易尋郊郭之外已似難值況窮村迥野遙山絕浦其間枉夭安可勝言方術之書卷軸徒煩拯濟殊寡欲就披覽迷惑多端抱朴此制貴為深益然尚闕漏未盡輒更採集補闕凡一百一首以朱書甄別為肘后百一方於雜病單治略為周遍矣應璩昔為百一詩以箴規心行今余撰此蓋欲衛輔我躬且佛經云人用四大成身一大輒有一百一病是故深宜自想上自道人

下達衆庶，莫不各加繕寫，而究拮之。余又別撰效驗方五卷，具論諸病證候，因藥變通，而並是太治，非窮居所資。若華軒鼎室，亦宜修省耳。葛序云：可以施於貧家野居。然而不止如是，今縉紳君子，若常處閑佚，乃可披檢方書，或從祿外邑，將令遐征，或宿直禁闈，晨宵隔絶，或急速戎陣，城柵嚴阻，忽遇疾倉卒，唯拱手相看，曷若探之囊笥，則可庸竪成醫。故備論證候，使曉然不滯，一被條領，無使過差也。尋葛氏舊方，至今已二百許年，播於海內，因而濟者，其效實多。余今重以該要，庶亦傳之千祀，豈止於空衛我躬乎。舊方都有八十六首，檢其四蛇兩犬，不假殊題，喉舌之間，亦非異處，入塚御氣不足專名雜治一條、猶是諸病部類、強致殊分、復成失例、今乃配合為七十九首、於本文究具、都無忖減、復添二十二首、或因葛一事、增構成篇、或輔葛所遺、準大更撰、具如後錄、詳悉自究、先決比諸病、又不從類、遂具復勞在傷寒、前霍亂置耳目後、陰易之事、乃出雜治中、兼題與篇名、不盡相符、卒急之時、難於尋檢、今亦改其銓次、庶歷然易曉、其解散、脚弱、虛勞、渴痢、發背、嘔血、多是貴勝之疾、其傷寒、中風、診候最難分、則皆應取之於脈、豈凡庸能究、今所載諸方、皆灼然可用、但依法施治、無使違逆、其癰疽、金瘡、形變甚衆、自非其方、未易根盡、其婦女之病、小兒之病、並難治之方法、不少、亦載其綱要云、凡此諸方，皆是撮其樞要，或名醫垂記，或累世傳良，或博聞有驗，或自用得力，故復各題秘要之說，以避文繁，又用藥有舊法，亦不復假事事詮詔，今通立定格，共為成準，凡服藥不言先食者，皆在食前，應食後者，有各言之，凡服湯云三服再服，有要視病源准候，或疎或數，足令勢力相及，毒利藥皆須空腹，補瀉其間，自可進粥，丸散日三者，當取旦中暮進之，四五服則一旦之中，量時而分均也，丸下丸散不云酒水飲者，本方如此，而別說用酒水飲，則是可通用三物服也，凡云分等，即皆是丸散隨病輕重所須多少，無定銖兩，三種五種皆分均之分兩，凡云丸散之若干分兩，（是品諸藥宜多宜少之分兩）非必止於若干分兩假令日三服方寸匕須差止是三五兩藥耳凡云末之是擣篩如法㕮咀者皆細切之凡云湯煑取三升分三服皆絞去滓而後酌量也字方中用鳥獸屎作矢字尿作溺字牡鼠亦作雄字乾作干字凡云錢匕者以大錢上全抄之若半錢則是一錢抄取一邊爾並用五銖錢也方寸匕者即用方一寸抄之可也刀圭準如兩大豆炮熬炙洗治諸藥凡用半夏皆湯洗五六度去滑附子烏頭炮去皮有生用者隨方言之礬石熬令汁盡椒皆出汗麥門冬皆去心丸散用膠皆炙巴豆皆去心皮熬有生用者隨而言之杏人去皮尖熬生用者言之葶藶皆熬皂莢去皮子藜蘆枳殼甘草皆

炙，大棗，支子，擘破，巴豆，桃杏人之類，皆別研擣如膏，乃和之。諸角皆屑之，麻黃，皆去節。凡湯中用芒硝，阿膠，粘糖，皆絞去滓，內湯中更微煑，令消。紅雪，朴硝等，皆狀此而入藥也。用麻黃，即去節，先煑三五沸，掠去沫，後乃入餘藥。凡以上諸法，皆已具載在余所撰本草上卷中，今之人有此肘后百一者，未必得見本草，是以復疏方中所用者載之。此事若非留心藥術，不可盡知，則安得使之不僻繆也。案病雖千種，大略只有三條而已。一則府藏經絡，因邪生疾；二則四支九竅，內外交媾；三則假為他物橫來傷害。此三條者，今各以類而分別之，貴圖倉卒之時，披尋簡易故也。今以內疾為上卷，外發為中卷，

他犯為下卷、具列之云上卷三十五首、治內病、中卷二十五首、治外發病、下卷三十　首、治為物所苦病、

陳振孫曰、肘后百一方三卷、晉葛洪撰、梁陶隱居增補、本名肘後救卒方、率多易得之藥、凡八十六首、陶併七首、加二十二首、共為一百一首、取佛書人有四大、一大輒有一百一病之義名之。

楊氏用道附廣肘后方

八卷

存

自序畧曰、方之行於世者多矣、大編廣集、奇藥群品、自名醫

貴胄或不能以兼通，而卒具，況可以施於民庶哉。於是行省

乃得乾統間所刊肘後方善本，即葛洪所謂皆單行徑易，約

而已驗，籬陌之間，顧眄皆藥，家有此方，可不用醫者也。其書

經陶隱居增修，而益完矣。既又得唐愼微證類本草，其所附

方，皆洽見精取，切於救治，而卷帙尤為繁重，且方隨藥著，

檢用卒難，乃復摘錄其方，分以類例，而附於肘後隨證之下，

目之曰附廣肘後方，下監俾更加讐次，且為之序，而刊行之。

方雖簡要，而該病則衆，藥多易求，而論效則遠，將使家自能

醫，人無夭橫，以溥躋斯民於仁壽之域，以上廣國家博施愛

物之德，其為利豈小補哉。皇統四年十月戊子，儒林郎汴京

國子監博士楊用道謹序、

四庫全書提要曰、肘後備急方八卷、晉葛洪撰、洪字稚川句容人、元帝為丞相時、辟為掾、以平賊功、賜爵關內侯、遷散騎常侍、自乞出為句漏令、後終於羅浮山、年八十一、事蹟具晉書本傳、是書初名肘後卒方、梁陶宏景補其闕漏、得一百一首、為肘后百一方、金楊用道又取唐慎微證類本草諸方、附於肘后隨證之下、為附廣肘后方、元世祖至元間、有烏某者、得其本於平鄉郭氏、始刻而傳之、段成己為之序、稱葛陶二君共成此編、而不及楊用道、此本為明嘉靖中、襄陽知府呂容所刊、始並列葛陶楊三序於卷首、書中凡楊氏所增、皆別題附方二字、列之於後、而葛陶二家之方、則不加分析、無可辨別、案隋書經籍志、葛洪肘後方六卷、梁二卷、亡、陶宏景補闕肘后百一方九卷、亡、宋史藝文志止有葛書、而無陶書、在隋已亡、不應元時復出、又陶書原目九卷、而此本合楊用道所附、祇有八卷、篇帙多寡、亦不相合、疑此書本無百一方在內、特後人取宏景原序冠之耳、書凡分五十一類、有方無論、不用難得之藥、簡要易明、雖頗經後來增損、而大旨精切、猶未盡失其本意焉、

范氏汪陽東方 宋千金方太醫習業有云范東陽張苗靳邵等諸部經方、然則陽東當作東陽、

隋志、一百五卷、錄一卷、梁、一百七十六卷、亡、

佚

晋書曰范汪字玄平性仁愛善醫術常以拯恤爲事凡有疾病不限貴賤皆爲治之十能愈其八九撰方五百餘卷又一百七卷後人詳用多獲其効太平御覽

舊唐志曰雜藥方一百七十卷范汪方尹穆撰

陳氏延之小品方

隋志十二卷

佚

廩丘公論

隋志一卷

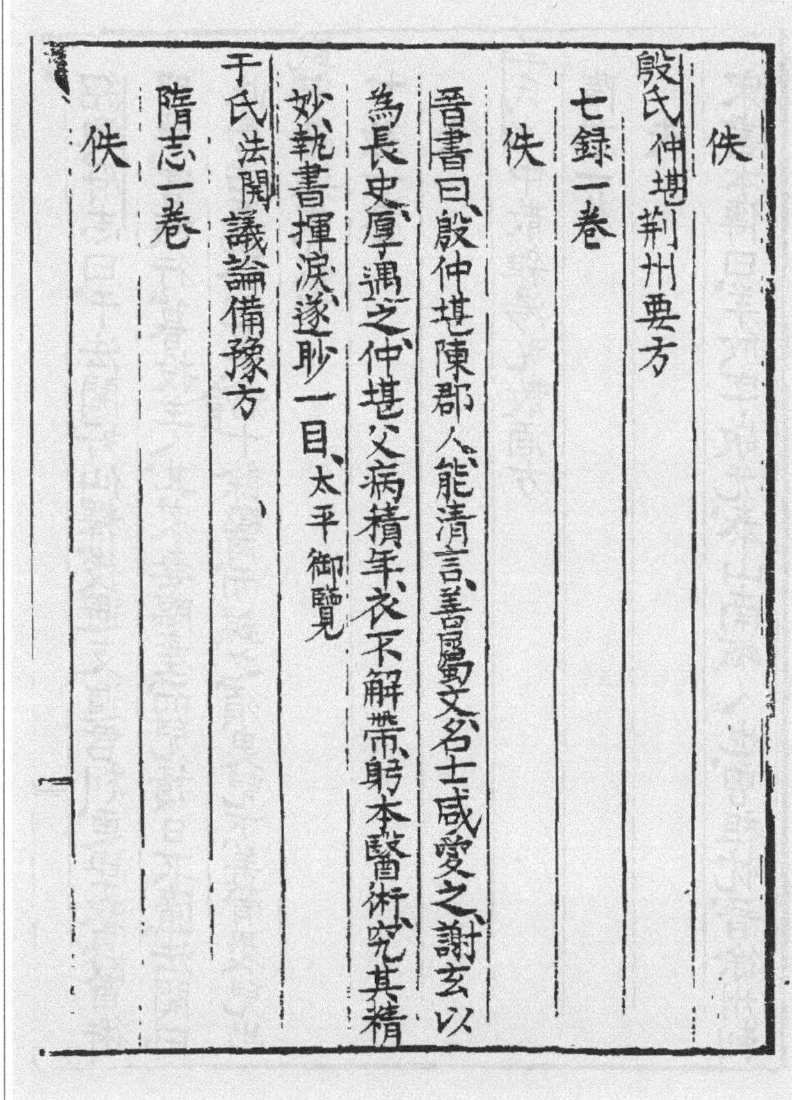
佚

殷氏仲堪荆州要方

七録一卷

佚

晉書曰，殷仲堪陳郡人，能清言，善屬文，名士咸愛之，謝玄以爲長史，厚遇之，仲堪父病積年，衣不解帶，躬本醫術，究其精妙，執書揮淚，遂眇一目。太平御覽

于氏法開議論備豫方

隋志一卷

佚

紹興府志曰于法開好仙釋後避支遁君剡更學醫術明解嘗旅行暮投主人其家妻臨產而兒積日不墮法開曰此易治耳殺一肥羊食十餘臠而鍼之須臾兒下羊膋裹兒出

宋武帝雜戎狄方

七錄一卷

佚

羊氏所中散雜湯丸散酒方

隋志一卷

佚

宋書本傳曰羊欣字敬元泰山南城人也曾祖忱晉徐州刺

史、祖權、黃門郎、父不疑、為桂陽太守、欣少靖默、無競於人、美言笑、善容止、沉覽經籍、尤長隸書、不疑初為烏程令、欣時年十二、時王獻之為吳興太守、甚知愛之、獻之嘗夏月入縣、欣著新絹帬晝寢、獻之書帬數幅而去、欣本工書、因此彌善、起家輔國參軍、府解還家、隆安中、朝廷漸亂、欣優遊私門、不復進仕、會稽王世子元顯、每使欣書、常辭不奉命、元顯怒、乃以為其後軍府舍人、此職本用寒人、欣意邈恬然、不以高卑見色、論者稱焉、欣嘗詣領軍將軍謝混、混拂席改服、然後見之、時混族子靈運在坐、退告族兄瞻曰、望蔡見羊欣、遂易衣改席、欣由此益知名、桓玄輔政、領平西將軍、以欣為平西參軍、仍轉主簿、參預機要、欣欲自疎、時漏密事、玄覺其此意、愈重之、以為楚臺殿中郎、謂曰、尚書政事之本、殿中禮樂所出、卿昔處股肱、方此為輕也、欣拜職少日、稱病自免、屏居里巷、十餘年不出、義熙中、弟徽被遇於高祖、高祖謂諮議參軍鄭鮮之曰、羊徽一時美器、世論尤在兄後、恨不識之、即板欣補右將軍劉藩司馬、轉長史、中軍將軍道憐諮議參軍、出為新安太守、在郡四年、簡惠著稱、除臨川王義慶輔國長史、廬陵王義真車騎諮議參軍、並不就、太祖重之、以為新安太守、前後凡十三年、游玩山水、甚得適性、轉在義興、非其好也、頃之又稱病篤自免歸、除中散大夫、素好黃老、常手自書章、有病不

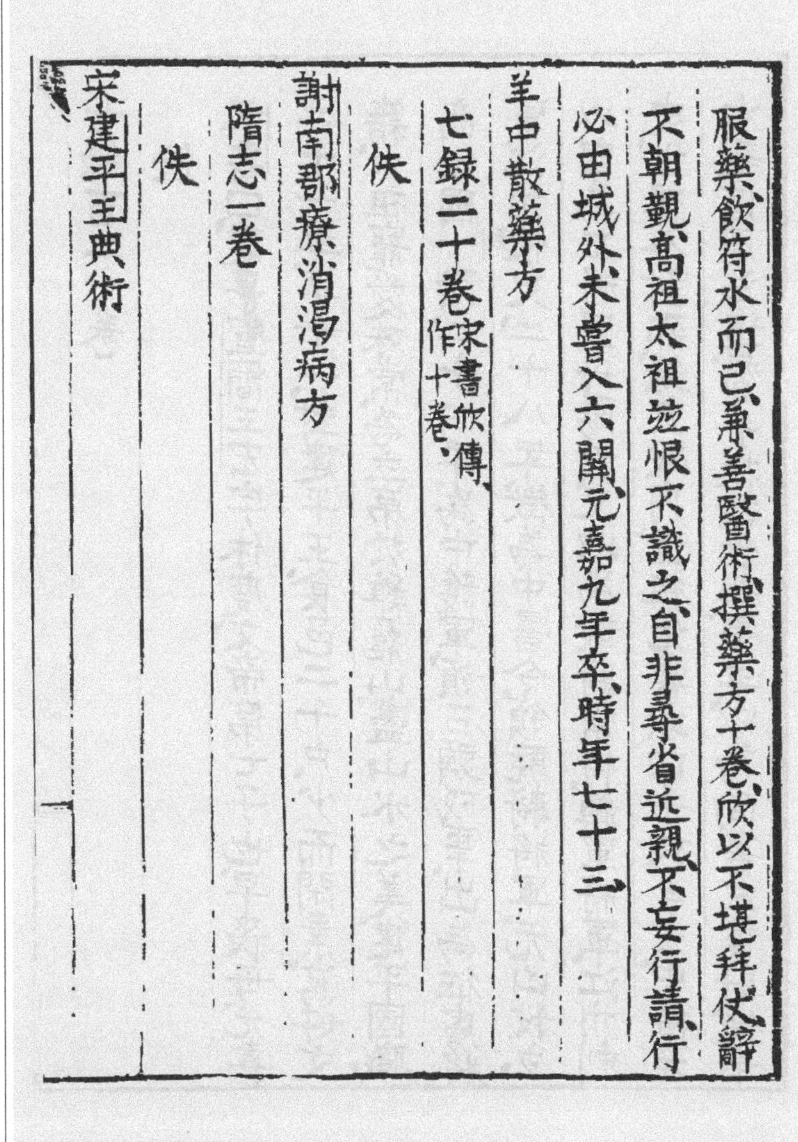
服藥，飲符水而已，兼善醫術，撰藥方十卷，欣以不堪拜伏，辭不朝覲，高祖太祖並恨不識之，自非尋省近親，不妄行請，行必由城外，未嘗入六關，元嘉九年卒，時年七十三

羊中散藥方

七録二十卷（宋書欣傳作十卷）

佚

謝南郡療消渴病方

隋志一卷

佚

宋建平王典術

七録百二十卷

佚

宋書曰建平宣簡王宏字休度文帝第七子也早喪母元嘉二十一年年十一封建平王食邑二千户少而閑素篤好文籍太祖寵愛殊常為立第於雞籠山盡山水之美建平國職高他國一階二十四年為中護軍領石頭戍事出為征虜將軍江州刺史二十八年徵為中書令領驍騎將軍元凶殺立以宏為左將軍丹陽尹又以為散騎常侍鎮軍將軍江州刺史世祖入討劭録宏殿内世祖先嘗以口手板与宏宏遣左右親信周法道齎手板詣世祖事平以為尚書左僕射使奉

迎太后，還加冠軍將軍，中書監、僕射如故。臧質爲逆，宏以仗士五十人入六門，爲人謙儉周慎，禮賢接士，明曉政事，上甚信杖之。轉尚書令，加散騎常侍，將軍如故，給鼓吹一部。尋進號衛將軍，中書監、尚書令如故。宏少而多病，大明二年，疾動求解尚書令，以本號開府儀同三司，加散騎常侍、中書監如故。未拜，其年薨，時年二十五，追贈侍中、司徒、中書監如故，給班劍二十人。

徐氏叔嚮雜療方 舊唐志作徐叔和撰。

隋志二十二卷。

佚

雜病方舊唐志作體療雜病方徐叔和撰

七録六卷

佚

療脚弱雜方

七録八卷

佚

徐氏悦體療雜病疾源

七録三卷

佚

徐氏文伯藥方

七録二卷　本朝現在書目作一卷、

佚

徐大山試驗方

隋志二卷

佚

巾箱方

隋志三卷

佚

隨年方

本朝現在書目作隨手方、

隋志二卷

佚

徐氏嗣伯落年方

隋志三卷

佚

藥方

隋志五卷

佚

雜病論

舊唐志一卷

佚

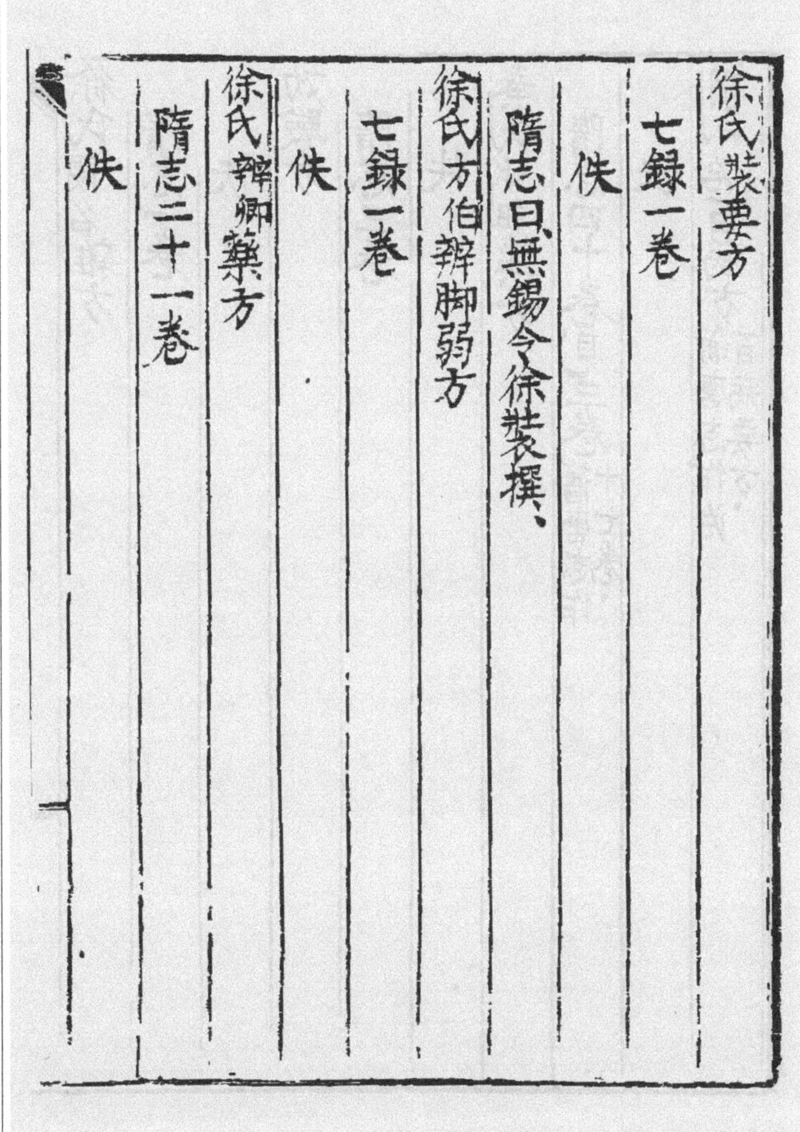
徐氏𧙗妾方

七録一卷

佚

隋志曰、無錫令徐𧙗撰、

徐氏方伯辨脚弱方

七録一卷

佚

徐氏辨脚藥方

隋志二十一卷

佚

徐氏闕名雜方

隋志一卷

佚

效驗方

隋志三卷

佚

秦氏承祖藥方

隋志四十卷。見三卷。舊唐志作十七卷。

佚

胡氏治百病方 新唐志作治百病要方。

隋志二卷 唐志作三卷、本朝現在書目同、

佚

劉敬叔曰、胡道洽者、自云廣陵人、好音樂醫術之事、體有臊氣、恒以名香自防、唯忌猛犬、自審死日、誡弟子曰、氣絕便殯、勿令狗見我尸也、死於山陽、殯畢、覺棺空、即開看、不見尸體、時人咸謂狐也、異苑

張杲曰、胡洽道士、不知何許人、性尚虛靜、心棲至道、以拯救為事、醫術知名、醫說

釋氏僧深藥方 舊唐志、作集方、

七錄三十卷

佚

孫思邈曰、宋齊之間、有釋門深師師道人、述法存等諸家舊方、為三十卷、其脚弱一方、近百餘首、千金方

又曰、深師述支法存所用、永平山敷師連范祖耀黄素等諸脚弱方、凡八十餘條、皆是精要、同上

摩訶胡口口出胡國方

七録十卷

佚

醫籍考卷四十

醫籍考卷四十一

東都　丹波元胤紹翁　編

方論十九

褚氏澄雜藥方

七錄二十卷唐志作十二卷、

佚

南齊書本傳曰、褚澄字彥道、初湛之尚始安公主、薨、納側室郭氏生淵、後尚吳郡公主、生澄、淵事公主孝謹、主愛之、湛之亡、主表淵為嫡、澄尚宋文帝女廬江公主、拜駙馬都尉、歷官清顯、善醫術、建元中為吳郡太守、豫章王感疾、太祖召澄為治立愈、尋遷左民尚書、淵薨、澄以錢萬十千就招提寺、贖太祖所賜淵白貂坐褥、壞作裘及纓、又贖淵介幘犀導、及淵常所乘黃牛、永明元年、爲御史中丞袁彖所奏、免官禁錮、見原、遷侍中、領右軍將軍、以勤謹見知、其年卒、澄女爲東昏皇后、永元元年、追贈金紫光祿大夫、

褚氏遺書

宋志一卷

存

蕭淵序曰、黃巢造變、從亂群盜、發人冢墓、掘取金寶、遇大穴爲方丈餘、中環石十有八片、形製如槨、其蓋六石、題曰有齊

褚澄所歸，啓蓋棺骨已蛇蟻所穴，環石内向，文字曉然，盗疑兵書，移置户外，視之棄去，先人偶見讀徹，囑鄰鄉慎護，明年具舟載歸，欲送官以廣其傳，遭時兵革不息，先人亦不幸，遺命異物終當化去，神書理難久藏，其以褚石爲吾棺槨之石，褚石隱則骸骨全，褚石或興，吾名亦顯，淵募能者調墨，治刻百本，散之餘，遵遺誡，先人諱廣，字叔常，清泰二年，五月十九日，古揚蕭淵序，

釋義，堪序曰，靖康初，金人犯順，群盗乘間，在處有之，去揚城北二十五里陳源橋，有蕭家世居其間，蓋貧不能自振矣，守一家甚勤，曰吾十二世祖，葬父于此，吾家家允數百，世世惟

守此耳、盜疑其起家者富而厚葬、日夕窺之、二家因語人曰、吾十二世祖、葬其父明經廣叔、常用石刻秘經爲槨、從治遺命也、已而不忍其柩有將廢之兆、遂敕子孫世守之耳、窺者仍故、二家因會鄉人啓視之、㯃棺如新、刻石十有九片、其一蓋蕭淵序也、乃移柩葬居側、而舉石於門外、有告蕭得埋寶者、遂納石於今予時持鉢將爲南嶽之遊、遇蕭門結葬緣、適見其事、謾録諸策、以俟能者、二年結制前五日、衛國釋義堪書、

丁介跋曰、右褚澄遺書一卷、初得蕭氏父子護其石、而其書始全、繼得僧義堪筆之紙、而其書始全、今得劉繼先鋟之木、

而其書始傳、亦可謂多幸矣、澄字彥通、河南陽翟人、宋武帝之甥、尚書左僕射湛之之子、廬江公主之夫、齊太宰侍中錄尚書公淵之弟、仕宋、自駙馬都尉遍歷清顯、仕齊、至侍中、領右軍將軍、永明元年卒、南史云、永元元年卒、誤也、東昏侯立其女爲皇后、追贈金紫光禄大夫、實永元元年、去其卒時已七十年矣、遺書題其贈官、豈蕭廣得其槨石、考之史傳、而附題於前乎、初齊高帝愛子豫章王嶷自江陵赴都、得疾日臻、帝憂形於色、乃大赦天下、聞澄傳楊淳秘方、召澄治、立愈、帝喜甚、擢澄左民尚書以寵之、其守吳郡也、民有李道念以公事至郡、澄遙見謂曰、汝有奇疾、道念曰某得冷疾五年矣、澄診其脈曰、非冷也、由多食雞子所致、可煮蘇一斗服之、即吐物如升、許涎裹之動、扶涎出視、乃一雞雛、翅距已具而能走、澄曰、未也、盍服其餘藥、從之、凡吐十三枚、疾乃瘳、其妙皆此類也、是書幽眇簡切、多前人所未發、而豈徒哉、問子篇稱建平王、當是澄之妻之姪景素、其生子六郎延齡、延年輩云、嘉泰元年日南至甘泉寄士丁介跋

徐常吉曰、尊生秘經一卷、六朝時齊褚澄所著、唐末黃巢亂發其塚之石刻、維揚人蕭廣手摹之、其書始傳、事玄要言

四庫全書提要曰、褚氏遺書一卷、舊本題齊褚澄撰、澄字彥道、陽翟人、褚淵弟也、尚宋文帝女廬江公主、拜駙馬都尉、入

齊爲吴郡太守，官至左民尚書，事蹟具南齊書本傳，是書分受形、本氣、平脉、津潤、分體、精血、除疾、審微、辨書、問子十篇，大旨發揮人身氣血陰陽之奧，宋史始著於録，前有後唐清泰二年蕭淵序，云黄巢時，群盜發塚，得石刻棄之，先人偶見載歸，後遺命即以褚石爲槨，又有釋義堪序，云石刻得之蕭氏冢中，凡十有九片，其一，即蕭淵序也，又有嘉泰元年丁介跋稱此書得蕭氏父子護其石，而始全，繼得僧義堪筆之紙，而始存，今得劉義先鋟之木，而始傳云，考周密癸辛雜識，引其非女非男之身一條，則宋代已有此本，所謂刻於嘉泰中者，殆非虚語，其書於靈樞素問之理，頗有發明，李時珍王肯堂俱採用之其論寡婦僧尼必有異乎妻妾之療發前人所未發而論吐血便血飲寒涼百不一生尤千古之龜鑑疑宋時精醫理者所著而僞託澄以傳然其言可採雖贋本不可廢也中頗論精血化生之理所以辨病源戒保嗇耳高儒百川書志列之房中類則其誤甚矣

按儲泳祛疑説稱是書曰尊生秘經故徐常吉從識其目然近世傳本未有以此題籤者也

亡名氏集略雜方

隋志十卷

佚

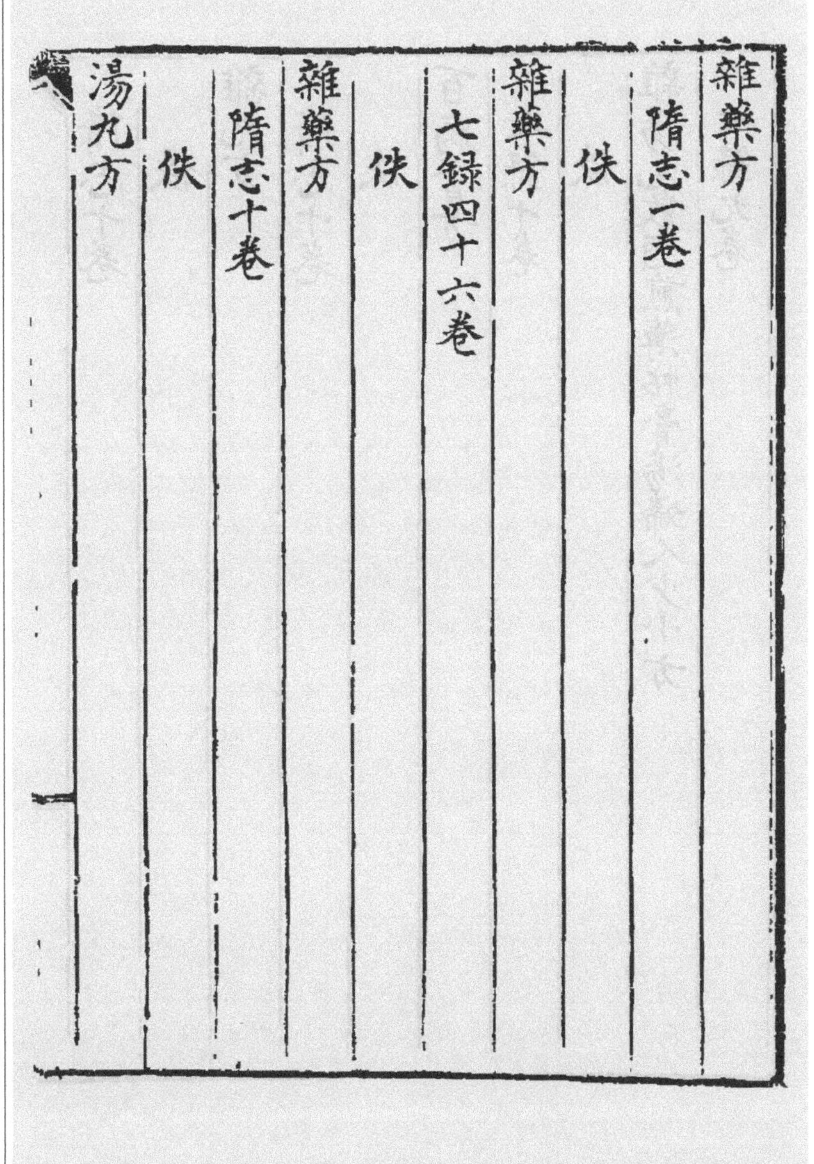

雜藥方
隋志一卷
佚

雜藥方
七録四十六卷
佚

雜藥方
隋志十卷
佚

湯丸方

隋志十卷

佚

雜丸方

隋志十卷

佚

百病膏方

七録十卷

佚

雜湯丸散酒煎薄帖膏湯婦人少小方

七録九卷

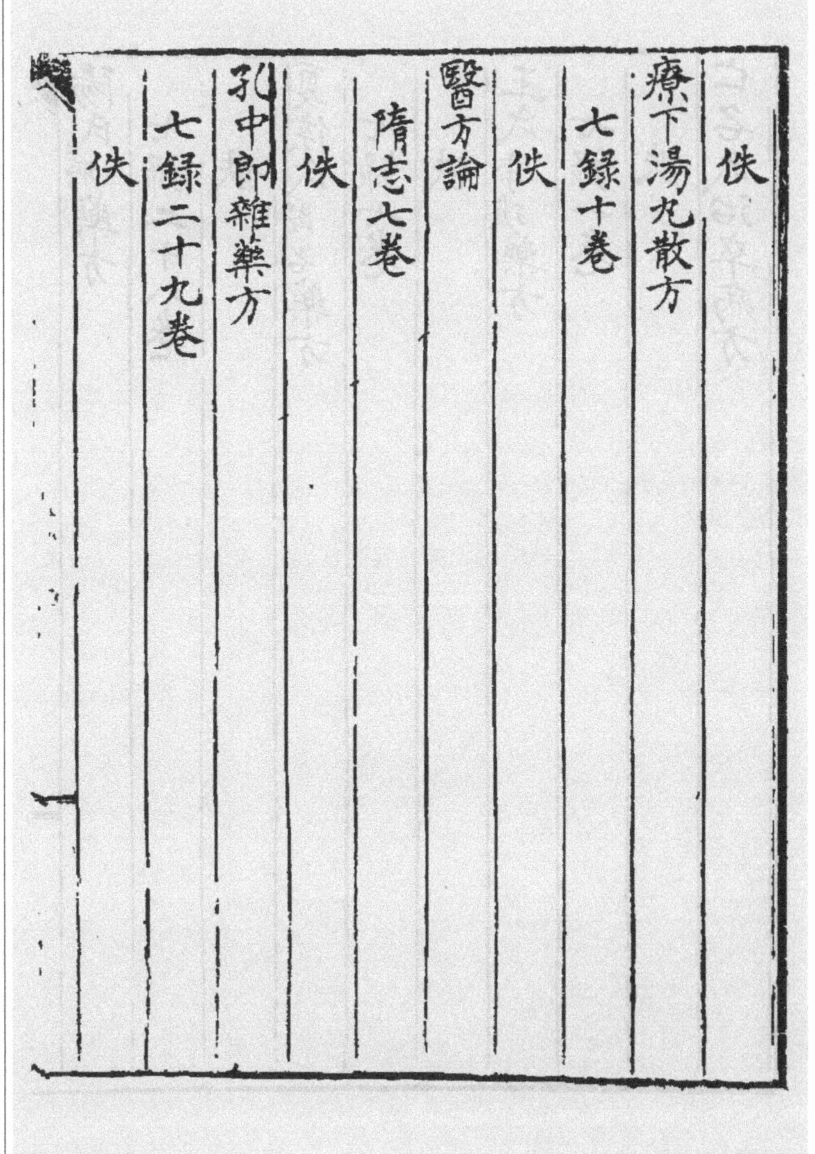
佚
療下湯丸散方
七録十卷
佚
醫方論
隋志七卷
佚
孔中郎雜藥方
七録二十九卷
佚

陽氏 聑 藥方
七録二十八卷
佚
夏侯氏 闕名 藥方
七録七卷
佚
王氏 季璣 藥方
七録一卷
佚
亡名氏治卒病方

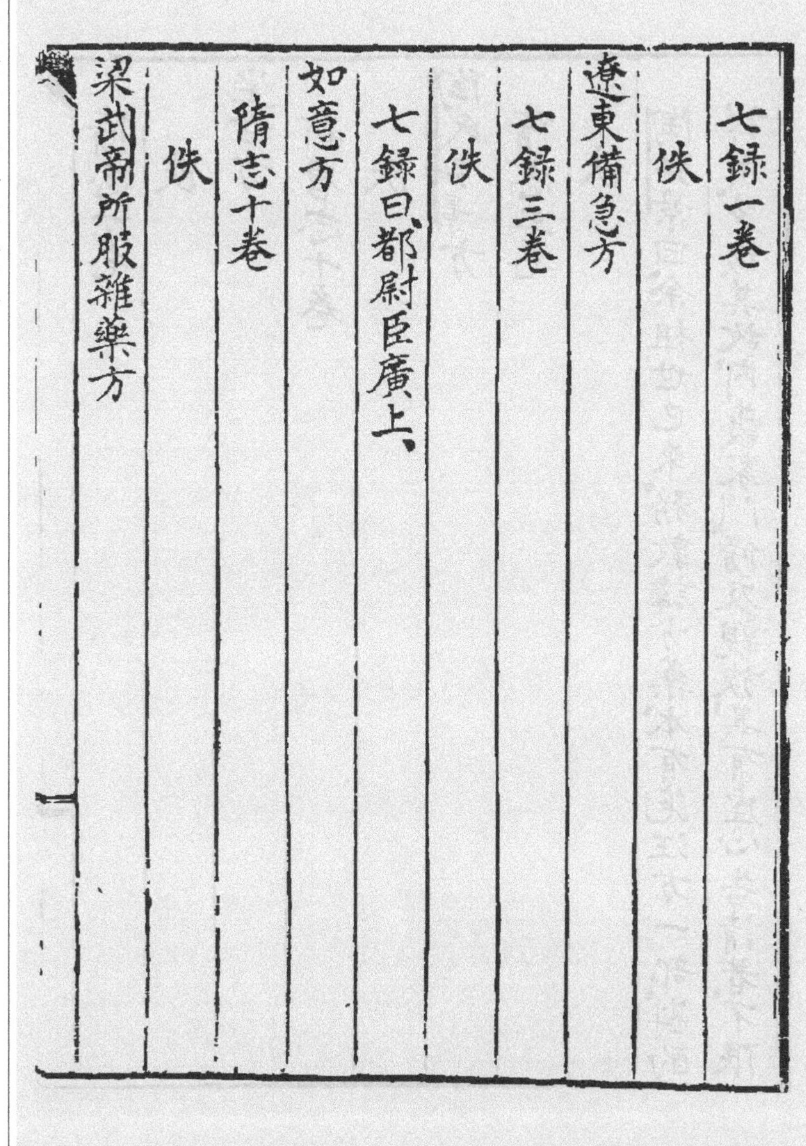
七録一卷

佚

遼東備急方

七録三卷

佚

七録曰、都尉臣廣上、

如意方

隋志十卷

佚

梁武帝所服雜藥方

隋志一卷

佚

坐右方

新唐志十卷

佚

陶氏弘景方

隋志三卷

佚

陶弘景曰余祖世已來務敦諱方藥本有范汪方一部斟酌

詳用多獲其效内護家門傍及親族其有虚心告請者不限

貴賤皆摩踵救之，凡所救活數百千人，自余投纓宅嶺，猶不忘此，日夜翫味，常覺欣欣，余亦撰方三卷、并效驗方五卷，又補葛氏肘后方三卷，葢欲承嗣善業，令諸子姪不敢失墜，可以補身濟物者也。本草序例

效驗方

隋志六卷，梁五卷。舊唐志作十二卷。

佚

靈奇秘奥本朝現在書目作靈奇奥秘術。

宋志一卷

佚

王氏顯藥方

三十五卷 本朝現在書目，有中尉王榮雜藥方一卷，

佚

北魏書本傳曰，王顯字世榮，陽平樂平人，自言本東海郯人，王朗之後也，祖父延和中南奔，居于魯郊，又居彭城，伯父安上，劉義隆時板行館陶縣，世祖南討，安上棄縣歸命，與父母俱徙平城，例叙陽都子，除廣寗太守，顯父安道，少與李亮同師，俱學醫業，粗究其術，而不及亮也，安上還家樂平，頗參士流，顯少歷本州從事，雖以醫術自通，而明敏有決斷才用，初文昭太后之懷世宗也，夢爲日所逐，化而爲龍繞后，后寤而

驚悸，遂成心疾。文明太后敕召徐謇及顯等爲后診脉。謇云：是微風入臟，宜進湯加鍼。顯云：按三部脉，非有心疾，將是懷孕生男之象。果如顯言。久之，召補侍御師、尚書儀曹郎，號稱幹事。世宗自幼有微疾，久未差愈，顯攝療有效，因是稍蒙眄識。又罷六輔之初，顯爲領軍于烈間通規策，頗有密功。累遷遊擊將軍，拜廷尉少卿，仍在侍御，營進御藥，出入禁內。乞臨本州，世宗曾許之，積年未授，因是聲聞傳於遠近。顯每與人言，時旨已決，必爲刺史。遂除平北將軍、相州刺史。尋詔馳驛還京，復掌藥。又遣還州。元愉作逆，顯討之不利，入除太府卿、御史中尉。顯前後歷職，所在著稱，糾折庶獄，究其姦回，出內惜慎憂國如家及領憲臺多所彈劾百寮肅然又以中尉屬官不悉稱職諷求更換詔委改選務盡才能而顯所舉或有請屬未皆得人於是衆口諠譁聲望致損後世宗詔顯撰藥方三十五卷班布天下以療諸疾東宮既建以爲太子詹事委任甚厚世宗每幸東宮顯常近侍出入禁中仍奉醫藥賞賜累加爲立館宇寵振當時延昌二年秋以營療之功封衛南伯四年正月世宗夜崩肅宗踐阼顯奉璽策隨從臨哭微爲憂懼顯即蒙任遇兼爲法官恃勢使威爲時所疾朝宰託以侍療無効執之禁中詔削爵位臨執呼寃直閤以刀鐶撞其腋下傷中吐血至右衛府一宿死始顯布衣爲諸生有沙

門相顯後當富貴誡其勿爲吏官吏官必敗由是世宗時或欲其遂攝吏部每殷勤避之及世宗崩肅宗夜即位受璽册於儀須兼太尉及吏部倉卒百官不具以顯兼吏部行事矣

王世榮單方

隋志一卷

佚

李氏修藥方舊唐志作李思

隋志五十七卷本百十卷

佚

北魏書本傳曰李修字思祖本陽平館陶人父亮少學醫術

兄亢孫隨畢衆敬赴平城亦遵父業而不及以功賜爵義平子拜奉朝請修略與兄同晚入代京歷位中散令以功賜爵下蔡子遷給事中太和中當在禁内高祖文明太后時有不豫修侍鍼藥治多有效賞賜累加車服第宅號爲鮮麗集諸學士及工書者百餘人在東宫撰藥方百餘卷皆行于世先是咸陽公高允雖年且百歲而氣力尚康高祖文明太后時令修診視之一旦奏言允脉竭氣微大命無遠未幾果亡遷洛爲前軍將軍領太醫令後數年卒贈威遠將軍青州刺史子大授襲汝陽令醫術又不逮父

亡名氏辨病形證

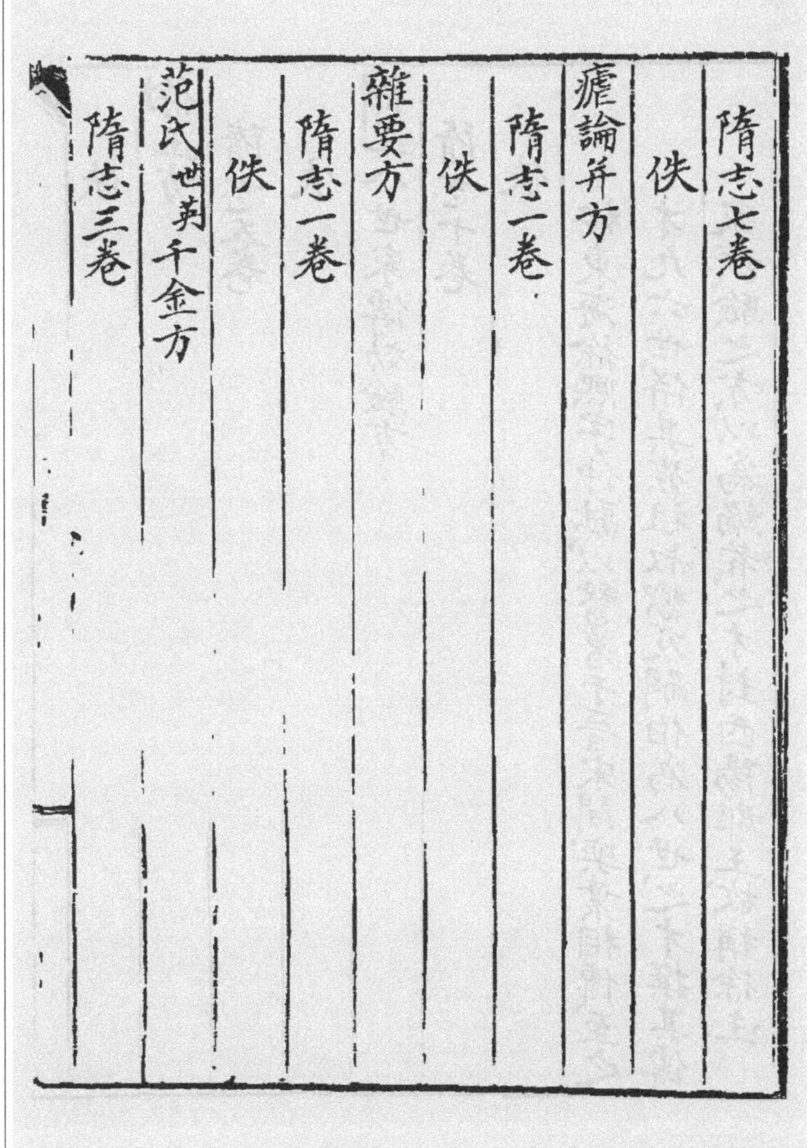
隋志七卷

佚

瘧論并方

隋志一卷

佚

雜要方

隋志一卷

佚

范氏世叔千金方

隋志三卷

佚

徐王方

隋志五卷

佚

徐王八世家傳効驗方

隋志十卷

佚

桉東海徐熙字仲融，以醫著于晉宋間，奕葉相傳，至之才凡六世，併其族祖叔嚮及嗣伯爲八世，之才撰其傳家試驗之方，以爲編者，之才封西陽郡王，故稱徐王，

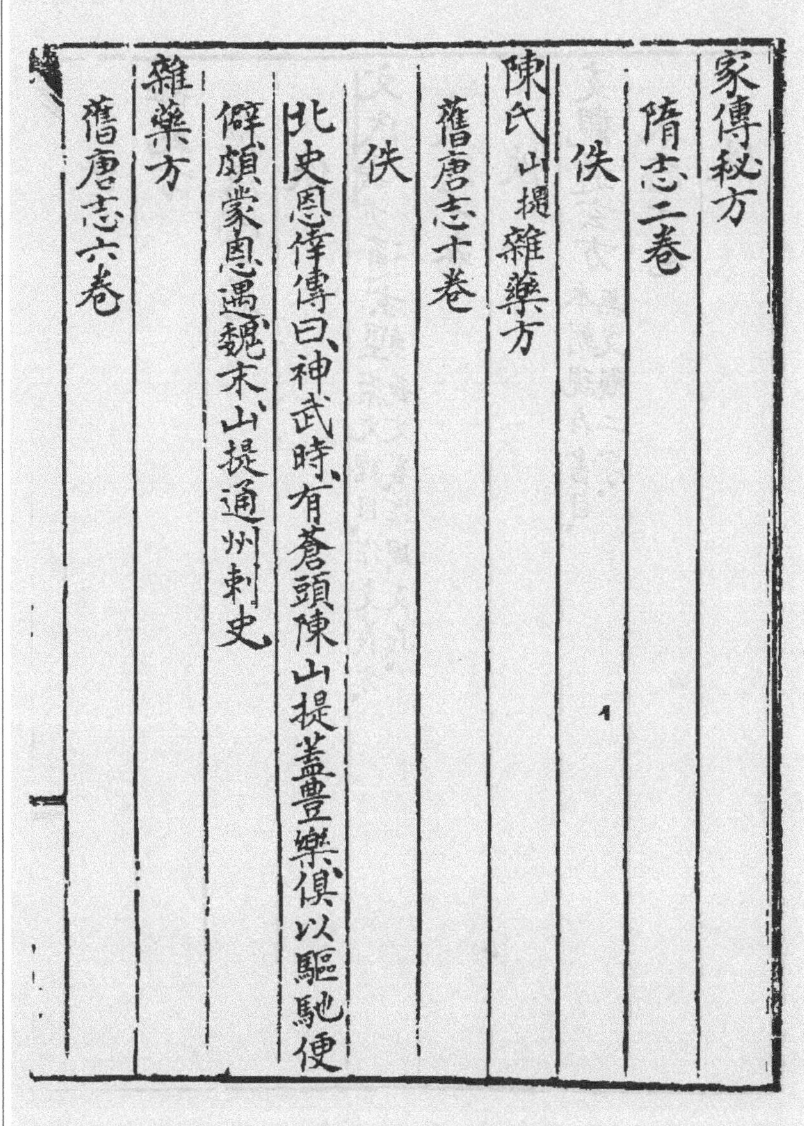

家傳秘方

隋志二卷

佚

陳氏山提雜藥方

舊唐志十卷

佚

北史恩倖傳曰、神武時、有蒼頭陳山提蓋豐樂俱以驅馳便僻、頗蒙恩遇、魏末山提通州刺史

雜藥方

舊唐志六卷

佚

雜丸方

舊唐志一卷

佚

文氏義方通玄經 崇文總目作支義方，藝文畧作周支義。

宋志十卷

佚

支觀通玄方 本朝現在書目，無支觀二字。

宋志十卷

佚

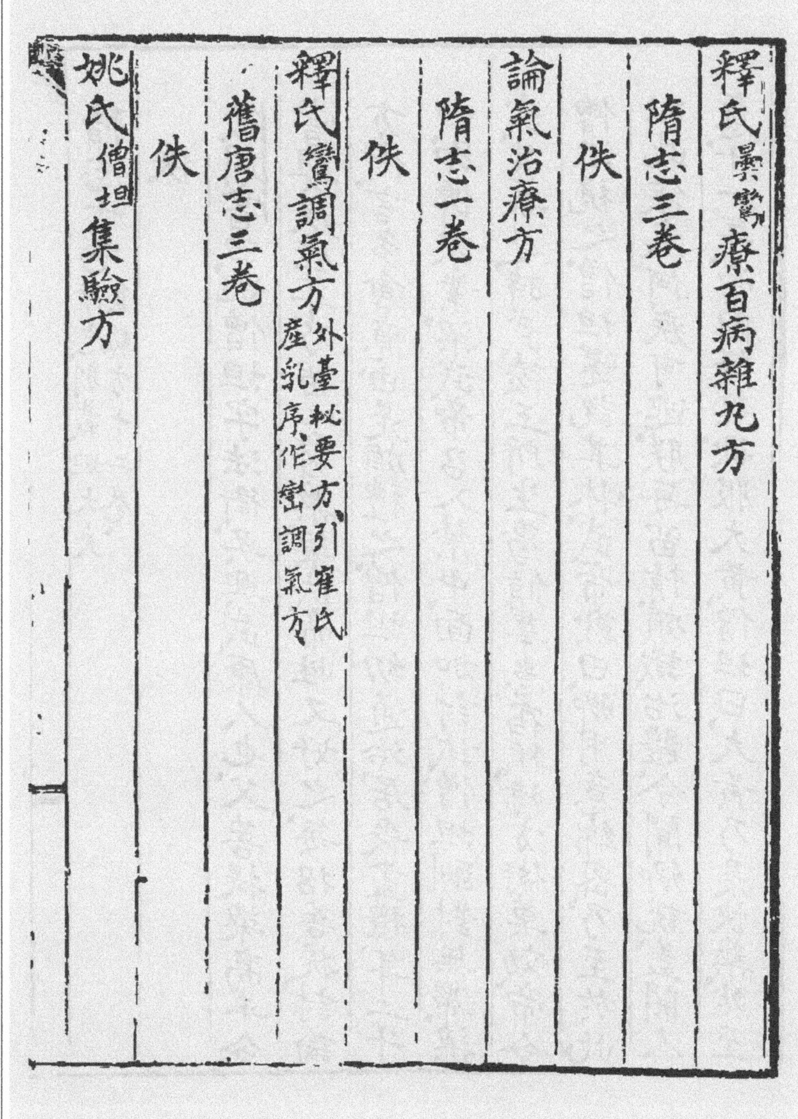

釋氏曇鸞療百病雜丸方

隋志三卷

佚

論氣治療方

隋志一卷

佚

釋氏鸞調氣方 外臺秘要方、引崔氏產乳序、作鸞調氣方

舊唐志三卷

佚

姚氏僧垣集驗方

隋志十卷隋志別載姚大夫集驗方十二卷、

佚

後周書曰、姚僧坦字法衛、吳興武康人也、父菩提梁高平令、嘗嬰疾歷年乃留心醫藥、梁武帝性又好之、每招菩提討論方術、言多會意、由是頗禮之、僧坦幼通洽居喪盡禮、年二十四、即傳家業、梁武帝召入禁中、面加討試、僧坦酬對無滯、梁武甚奇之、時武陵王所生葛脩華患宿積、時方術莫効、帝令僧坦視之、僧坦還說其状、武帝歎曰、卿用意綿密乃至於此、以此候疾何疾可逃、朕每留情頗識治體、今聞卿說、益開人意、十一年、帝因發熱欲服大黃、僧坦曰、大黃乃是快藥、然至尊年高，不宜輕用，帝弗從，遂至危篤。梁元帝嘗有心腸疾，諸醫咸謂宜用平藥，可漸宣通。僧坦曰：脈洪而實，此有宿妨，非用大黃，必無差理。帝從而愈。及大軍克荊州，爲燕公于謹所召，太相禮接。太祖遣使馳驛徵僧坦，謹固留不遣，謂使人曰：吾年時衰暮，疢疾嬰沈，今得此人，望與之偕老。太祖以謹勳德隆重，乃止。明年，隨至長安。伊婁穆以疾還京，請僧坦省疾，自云：自腰至臍，以有三縛，兩脚緩縱，不復自持。僧坦即診脈，處湯三劑。穆初服一劑，上縛解；再服，中縛解；又服，三縛悉除。而兩脚疼痺，猶自攣弱，更爲合散，稍得屈伸。至九月，遂能起行。大將軍襄樂公賀蘭隆先有氣疾，加以水腫，喘息奔急，坐臥不安、或有勸其服決命大散者、其家疑未能決、乃問僧坦、僧坦曰、意謂此患、不與大散相當、若欲自服、不煩賜問、因而委去、其子殷勤拜請曰、多時仰屈、今日始來、意不下治意未盡、僧坦知其可差、即爲處方、諸患悉除、大將軍樂平公竇集暴感風疾、精神瞀亂、無所覺知、諸醫先視者皆云已不可救、僧坦後至云、困矣、終當不死、若專以見付、相爲治之、其家欣然、僧坦爲合湯散、所患即瘳、大將軍永世公叱伏列椿苦痢積時、而不廢朝謁、燕公于謹嘗問僧坦曰、樂平永世俱有痼疾、若如僕意、永世差輕、對曰、夫患有深淺、時有克殺、樂平雖困、終當保全、永世雖輕、必不免死、謹曰、君言必死、當在何時對曰不出四月果如其言謹歎異之文宣太后寢疾醫巫雜説各有同異高祖引僧坦問曰太后患勢不輕諸醫並云無慮朕人子之情可以意得君臣之義言在無隱公以爲何如對曰臣無聽聲視色之妙特以經事已多準之常人竊已憂懼帝泣曰公既決之矣知復何言尋而太后崩四年高祖親戎東討至河陰遇疾口不能言瞼垂覆目不得視一足短縮又不得行僧坦以爲諸藏俱病不可並治軍中之事莫先於語乃處方進藥帝遂得言又治目目疾便愈未及治足疾亦瘳比至華州帝已痊復是歲高祖幸雲陽遂寢疾乃招僧坦赴行在所内史柳昂私問曰至尊貶膳日久脉候如何對

曰、天子上應天心、或當非愚所及、若凡庶若此、萬無一全、尋而帝崩、宣帝初在東宮、嘗苦心痛、乃命僧坦治之、其疾即愈、及即位、恩禮彌隆、大象二年、除太醫下大夫、帝尋有疾、僧坦宿直侍疾、帝謂隋公曰、今日性命、唯委此人、僧坦診候、知帝危殆、乃對曰、臣荷恩即重、思在効力、但恐庸短不逮、敢不盡心、帝頷之、及静帝嗣位、遷上開府儀同大將軍、隋開皇初卒、僧坦撰集驗方十二卷、行紀三卷、行於世、太平御覽

姚大夫單方

藝文畧一卷　本朝現在書目有雜藥方一卷、姚大夫撰、

佚

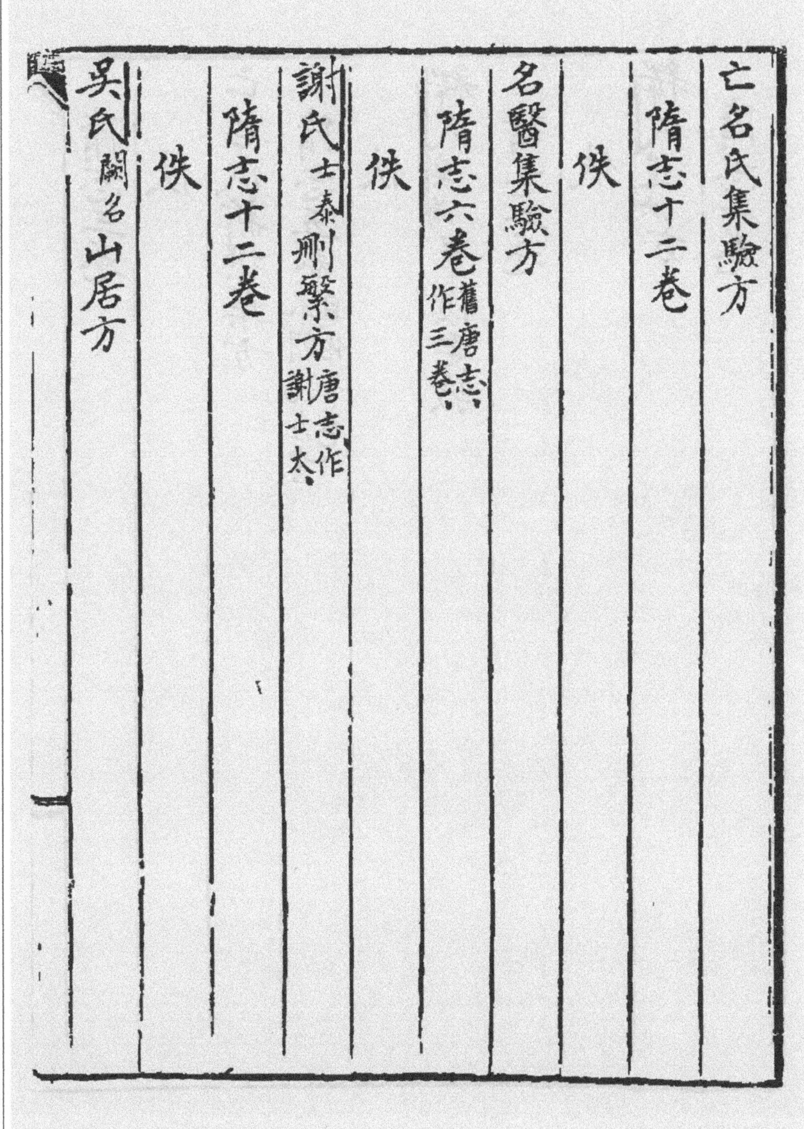

亡名氏集驗方

隋志十二卷

佚

名醫集驗方

隋志六卷舊唐志作三卷。

佚

謝氏士泰刪繁方唐志作謝士太。

隋志十二卷

佚

吳氏闕名山居方

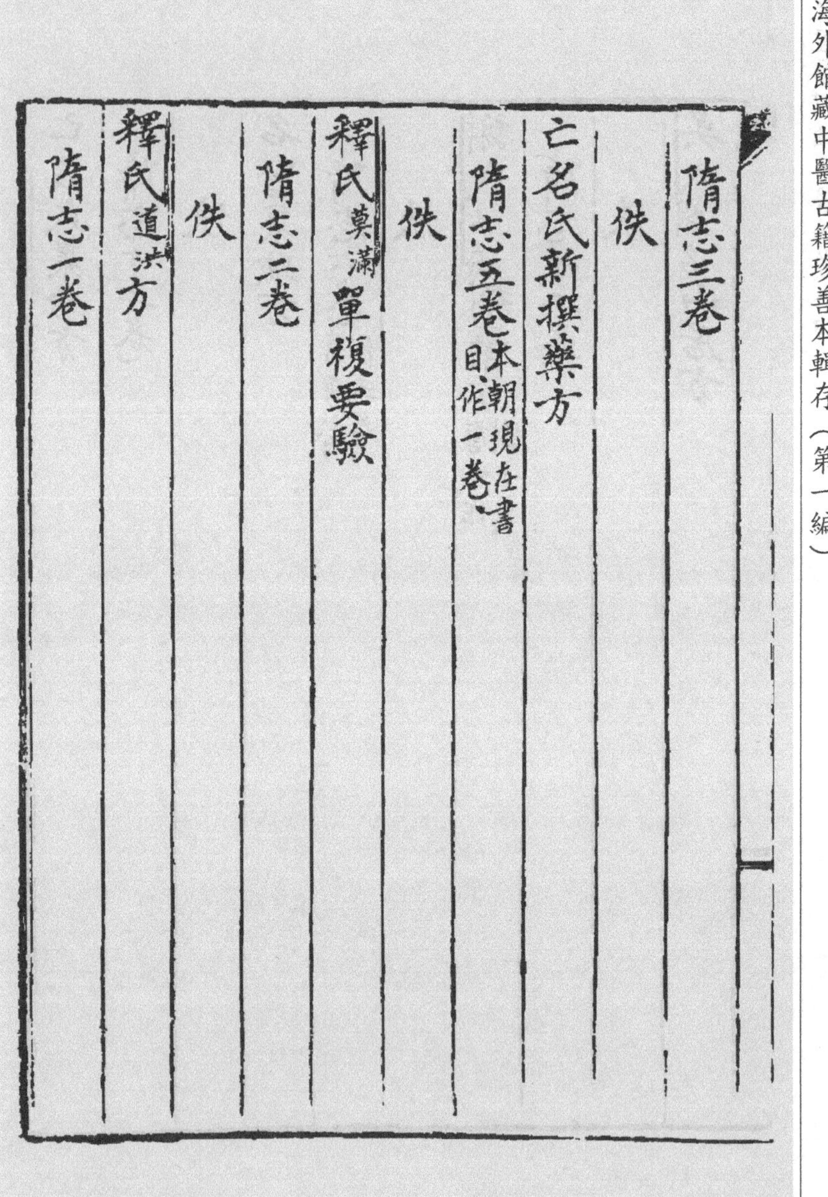
隋志三卷

佚

亡名氏新撰藥方

隋志五卷本朝現在書目作一卷

佚

釋氏莫滿單複要驗

隋志二卷

佚

釋氏道洪方

隋志一卷

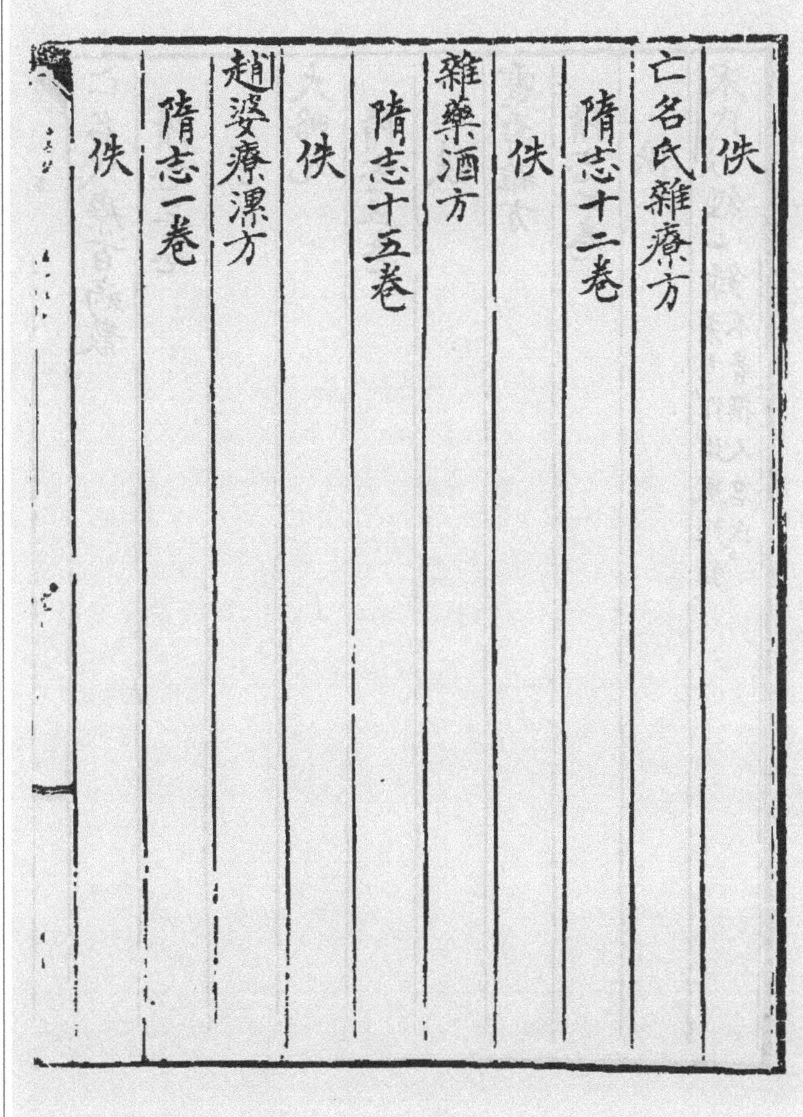

佚

亡名氏雜療方

隋志十二卷

佚

雜藥酒方

隋志十五卷

佚

趙婆療漯方

隋志一卷

佚

亡名氏療百病散

隋志三卷

佚

大略丸

隋志五卷

佚

靈壽雜方

隋志二卷

佚

宋氏俠經心録　宋志作治風經録、不著撰人名氏。

隋志八卷本朝現在書目作六卷、舊唐書本傳作十卷、宋志作五卷、

佚

舊唐書本傳曰、宋俠者、州清漳人、北齊東平王文學孝王之子也、亦以醫術著名、官至朝散大夫、藥藏監、撰經心錄十卷、行於世、

龍樹菩薩藥方

隋志四卷

佚

西域諸仙所說藥方

隋志二十三卷、目一卷、本二十五卷、

佚
香山仙人藥方
隋志十卷
佚
西域波羅仙人方
隋志四卷
佚
西域名醫所集要方
隋志四卷本十二卷、
佚

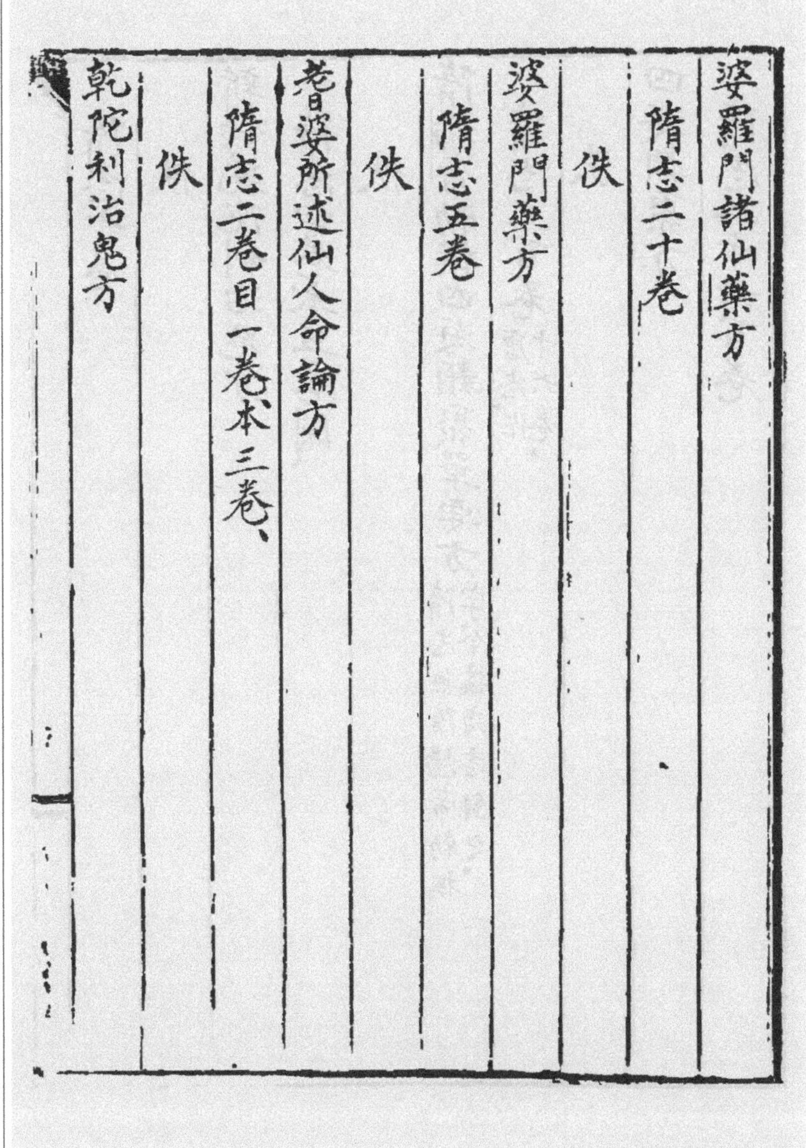

婆羅門諸仙藥方

隋志二十卷

佚

婆羅門藥方

隋志五卷

佚

耆婆所述仙人命論方

隋志二卷目一卷本三卷、

佚

乾陀利治鬼方

隋志十卷

佚

新錄乾陀利治鬼方

隋志四卷本五卷闕

佚

隋煬帝勑撰四海類聚單要方隋志無隋煬帝勑撰字今據唐志錄之

隋志三百卷唐志作十六卷

佚

四海類聚方

隋志二千六百卷

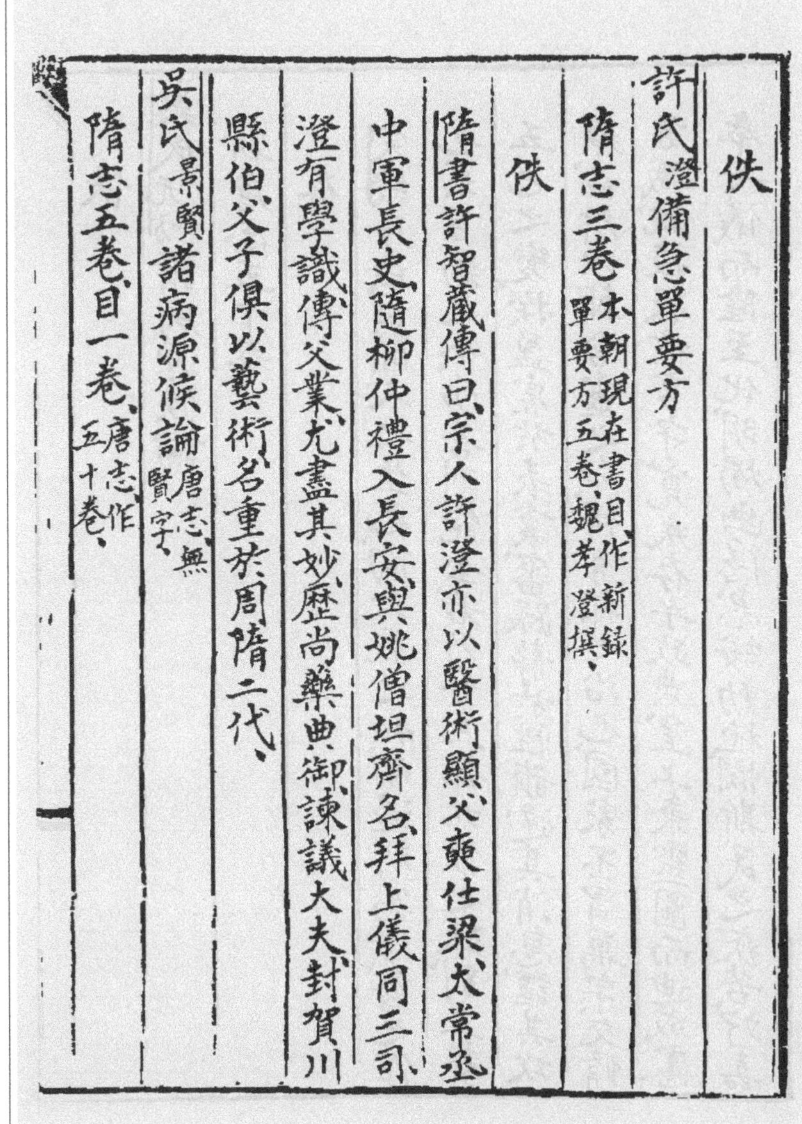

許氏澄備急單要方

隋志三卷　本朝現在書目作新錄單要方五卷，魏孝澄撰。

佚

隋書許智藏傳曰：宗人許澄亦以醫術顯，父奭仕梁，太常丞、中軍長史，隨柳仲禮入長安，與姚僧垣齊名，拜上儀同三司。澄有學識，傳父業，尤盡其妙，歷尚藥典御、諫議大夫，封賀川縣伯，父子俱以藝術名重於周隋二代。

吴氏景賢諸病源候論　唐志無賢字。

隋志五卷，目一卷。唐志作五十卷。

佚

巢氏元方諸病源候論

新唐志五十卷

存

宋綬序曰臣聞人之生也陶六氣之和而過則為沴醫之作也求百病之本而善則能全若乃分三部九候之殊別五聲五色之變揆盈虛於表裏審躁靜於性韻達其消息謹其攻療茲所以輔含靈之命裨有邦之治也國家丕冒萬宇交脩廢職執技服於官守寬疾存乎政典皇上秉靈圖而迪成憲奉母儀而隆至化明燭幽隱惠綏動植憫斯民之疾苦竚嘉

醫之極濟且念幅員之遼邈閭巷之窮阨肄業之士罕盡精良傳方之家頗承疑舛四種之書或闕七年之習未周以彼粗工肆其億度大害生理可不哀哉是形憯怛或懷重慎以爲昔之上手効應參神前五日而逆知經三折而取信得非究源之微妙用意之詳密乎蓋診候之教肇自軒祖中古已降論著彌繁思索其精博利于衆迺下明詔疇咨舊聞上稽聖經旁摭奇道發延閣之秘蘊勑中尚而讎對諸病源候論者隋大業中大醫巢元方等奉詔所作也會粹群説沈研精理形脉之證罔不該集明居處愛欲風濕之所感示針鑱橋引湯熨之所宜誠術藝之楷模而診察之津涉監署課試固

常用此乃命與難經素問圖鏤方版傳布海内洪惟祖宗之訓務惟存育之惠補農經之闕漏班禁方於遐邇遠令搜採益窮元本方論之要殫矣師藥之功備矣將使後學優而柔之視色毫而靡愆應心手而皆驗大哉味百草而救枉者古皇之盛德憂一夫之失所者二帝之用心弼茲札瘥躋之仁壽上聖愛人之旨不其篤歟翰林醫官副使趙拱等參校既終繕録以獻爰俾近著爲之題辭顧惟空疎莫探秘頤徒以述善誘之深意用勸方來揚勤恤之至仁式昭大庇云爾謹序

趙希弁曰巢氏病源候論五十卷右隋巢元方等撰元方大

業中被命、與諸醫共論衆病所起之源、皇朝昭陵時、詔校本刻牘頒行、宋綬爲序、

陳振孫曰、巢氏病源論五十卷、隋太醫博士巢元方等撰、大業六年也、惟論病證、不載方藥、今按千金方諸論、多本此書、業醫者、可以參校、

王應麟曰、天聖四年十月十二日乙酉、命集賢校理晁宗慤王舉正校定黃帝內經素問、難經、巢氏元方病源候論、五年四月乙未、令國子監摹印頒行、詔學士宋綬撰病源序、

呂復曰、病源論五十卷、乃隋大業中太醫博士巢元方等奉勑撰集原諸病候、而附以養生導引諸法、裒成一家之書、醇

玭相混，蓋可見矣。宋之監署乃用爲課試，元復循襲，列醫門之七經。然附會雜揉，非復當時之舊，具眼者當自見之。吴景賢亦作病源一書，近代不傳。

郎瑛曰：巢氏病源一書，論證論理，可謂意到而辭暢者矣。予嘗惜其當時元方不附方藥，使再具之，體用俱全，是書真不可及也。七修類藁

王禕曰：巢元方著病源候論，王砅撰天元玉冊，要有皆所祖述。然元方言風寒二氣，而不著濕熱之説；砅推五運六氣之變，而患在滯而不通，此其失也。青巖叢説

朱彝尊跋曰：右諸病源候論五十卷，隋太醫博士巢元方奉

勑與諸醫共論疾疢所起之源及九候之要，大業六年書成，進于朝，論凡一千七百二十篇，言之詳矣。隋唐經籍志不著于録，而宋志有之，蓋太平興國中，命王懷隱、王祐、陳昭遇等進聖惠方，每部取元方之論冠其首，神宗以之課試醫士，是編始大顯於時。書録解題謂千金方諸論多本此書，考宋制醫，以巢氏論與千金翼同目爲小經，而千金方不與，然則今所傳孫真人書，殆未足深信矣。曝書亭集

四庫全書提要曰：巢氏諸病源候論五十卷，隋太業中，太醫博士巢元方等奉詔撰。考隋書經籍志，有諸病源候論五卷，目一卷，吳景賢撰；舊唐書經籍志，有諸病源候論五十卷，吳

景撰，皆不言巢氏書。宋史藝文志有巢元方巢氏諸病源候論五十卷，又無吴氏書。惟新唐書藝文志二書竝載，書名卷數竝同，不應如是之相複。疑當時本屬官書，元方與景一爲監修，一爲編撰，故或題景名，或題元方名，實止一書，新唐書偶然重出。觀晁公武讀書志稱隋巢元方等撰，足證舊本所列不止一名。然則隋志吴景作吴景賢，賢或監字之誤。其作五卷，亦當脱一十字，如止五卷，不應目録有一卷矣。此本爲明汪濟川方鏞所校，前有宋綬奉勑撰序。考玉海載天聖四年十月十二日乙酉，命集賢校理晁宗慤王舉正校定黄帝内經素問難經巢氏病源候論。五年四月乙未，令國子監摹印頒行、詔學士宋綬撰病源序、是其事也、書凡六十七門一千七百二十論、陳振孫書錄解題、稱王燾外臺秘要諸論、多本此書、今勘之信然、又第六卷、解散諸候、爲服寒食散者而作、惟六朝人有此證、第二十六卷、猫鬼病候、見於北史及太平廣記者、亦惟周齊時有之、皆非唐以後語、其爲舊本無疑、其書但論病證、不載方藥、蓋猶素問難經之例、惟諸證之末多附導引法、亦不言法出誰氏、考隋志、有導引圖三卷、註曰立一、坐一、臥一、或即以其説編入歟、讀書志、稱宋朝舊制、用此書課試醫士、而太平興國中、集聖惠方、每門之首、亦必冠以此書、蓋其時去古未遠、漢以來經方脈論、存者尚多、又褒集衆長、共相討論、故其言深密精邃、非後人之所能及、内經以下、自張機王叔和葛洪數家書外、此爲最古、究其旨要、亦可云證治之津梁矣、王偉青巖贅説、嘗議其唯知風寒二氣、而不著濕熱之説、以爲疎漏、然病機萬變、前人所未及言、經後人闡明者甚多、不可以一節𣸪是書也、

桉友人山本恭庭允作諸病源候論疏證五十卷、解題一篇、詳確可喜、益其言曰、今本謬誤、固已甚矣、且外臺秘要引、有傷寒十日至十二日候、傷寒毒攻眼候、今本有與此題目相同、其文即異、重下候、聖惠方、引有食癇候、醫心方、引有小兒鬼舐頭候、攷之今本、並無所見、癭瘤門有多忘候、

嗜眠候、鼾眠候、體臭候、狐臭候、漏腋候、並與題目不相涉、知是他篇錯文、則其所脫佚亦不止五候也、三因方曰、巢氏病源具列一千八百餘件、蓋爲示病名也、是陳言所見、應天聖官刋、其所謂即本書原數、而今本唯有一千七百二十六論、其爲殘闕亦明矣、且張從正儒門事親引是書卷三十七帶下候文曰、巢氏內篇四十四卷云云、此知原有內外之篇目、其卷第亦不同也、不知今本何以差錯至此云、

再按吳景賢名、見于隋書麥鐵杖傳、則提要有吳景監撰之說者、實係臆測、然以是書爲巢吳同編、理似當然、

姑據新唐志竝載二家之書，以俟後考。

甄氏立言 古今錄驗方 原作甄權，今據唐書立言傳及本朝現在書目。

舊唐志五十卷

佚

醫籍考卷四十一

醫籍考卷四十二

東都 丹波元胤紹翁 編

方論二十

孫氏思邈千金方

新唐志三十卷（本朝現在書目、作三十一卷、）

存

自序曰、夫清濁剖判、上下攸分、三才肇基、五行俶落、萬物淳朴、無得而稱、燧人氏出、觀斗極以定方名、始有火化、伏羲氏作、因之而畫八卦、立庖廚、滋味既興、痾瘵萠起、大聖神農氏愍黎元之多疾、遂嘗百藥以救療之、猶未盡善、黄帝受命、創制九鍼，與方士岐伯雷公之倫，備論經脈，旁通問難，詳究義理，以為經論，故後世可得依而暢焉。春秋之際，良醫和緩；六國之時，則有扁鵲；漢有倉公仲景；魏有華佗，並皆探賾索隱，窮幽洞微，用藥不過二三，灸炷不逾七八，而疾無不愈者。晉宋以來，雖復名醫間出，然治十不能愈五六，良由今人嗜慾泰甚，立心不常，婬放縱逸，有闕攝養所致耳。余緬尋聖人設教，欲使家家自學，人人自曉。君親有疾，不能療之者，非忠孝也。末俗小人，多行詭詐，倚傍聖教而為欺紿，遂令朝野士庶咸耻醫術之名，多教子弟誦短文，搆小冊，以求出身之道，醫治之術，闕而弗論，吁可怪也。嗟乎！深乖聖賢之本意。幼遭風診，屢造醫門，湯藥之資，罄盡家產。所以青衿之歲，高尚茲典，白首之年，未嘗釋卷。至於切脈診候，採藥合和，服餌節度，將息避慎，一事長於已者，不遠千里，伏膺取決。至於弱冠，頗覺有悟，是以親隣中外，有疾厄者，多所濟益。在身之患，斷絕醫門。故知方藥本草，不可不學。吾見諸方，部帙浩博，忽遇倉卒，求檢至難，比得方訖，疾已不救矣。嗚呼，痛夭枉之幽厄，惜墮學之昏愚，乃博採群經，刪裁繁重，務在簡易，以爲備急千金要方一部，凡三十卷。雖不能究盡病源，但使留意於斯者，思過半矣。以爲人命至重，有貴千金，一方濟之，德踰於此，故以爲名也。未可傳於士族，庶以貽厥私門。張仲景曰，當今居世之士、曾不留神醫藥、精究方術、上以療君親之疾、下以救貧賤之厄、中以保身長全、以養其生、而但競逐榮勢、企踵權豪、孜孜汲汲、惟名利是務、崇飾其末、而忽棄其本、欲華其表、而悴其內、皮之不存、毛將安傅、進不能愛人知物、退不能愛躬知己、卒遇邪風之氣、嬰非常之疾、患及禍至、而後震慄、身居厄地、蒙蒙昧昧、戇若遊魂、降志屈節、欽望巫祝、告窮歸天、束手受敗、賫百年之壽命、將至貴之重器、委付庸醫、恣其所措、咄嗟嗚呼、厥身已斃、神明消滅、變為異物、幽潛重泉、徒為啼泣、痛夫、舉世昏迷、莫能覺悟、自育若是、何榮勢之云哉、則此之謂也、舊唐書本傳曰，孫思邈，京兆華原人也。七歲就學，日講千餘言。弱冠善談莊老及百家之說，兼好釋典。洛州總管獨孤信見而歎曰，此聖童也，但恨其器大，適小難爲用也。周宣帝時，思邈以王室多故，乃隱居太白山。隋文帝輔政，徵爲國子博士，稱疾不起。嘗謂所親曰，過五十年，當有聖人出，吾力助之以濟人。及太宗即位，召詣京師，嗟其容色甚少，謂曰，故知有道者，誠可尊重，羨門、廣成，豈虚言哉。將授以爵位，固辭不受。顯慶四年，高宗召見，拜諫議大夫，又固辭不受。上元元年，辭疾請歸，特賜良馬，及鄱陽公主邑司，以居焉。當時知名之士，宋令文、孟詵、盧照鄰等，執師資之禮以事焉。思邈嘗從事九成宮照鄰留在其宅時庭前有病梨賦照鄰爲賦其序曰癸酉之歲余臥疾長安光德坊之官舍父老云是鄱陽公主邑司昔公主未嫁而卒故其邑廢時有孫思邈處士居之邈道合古今學殫數術高談正一則古之蒙莊子深入不二則今之維摩詰耳其推步甲乙度量乾坤則洛下閎安期先生之儔也照鄰有惡疾醫所不能愈乃問思邈名醫愈疾其道何如思邈曰吾聞善言天者必質之於人善言人者亦本之於天天有四時五行寒暑迭代其轉運也和而爲雨怒而爲風凝而爲霜雪張而爲虹蜺此天地之常數也人有四支五藏一覺一寢呼吸吐納精氣往來流而爲榮衛彰而爲氣色發

而爲音聲，此人之常數也。陽用其形，陰用其情，天人之所同也。及其失也，蒸則生熱，否則生寒，結而爲瘤贅，陷而爲癰疽，奔而爲喘乏，竭而爲燋枯，診發乎面，變動乎形，推是以及天地，亦知之。故五緯盈縮，星辰錯行，日月薄蝕，孛彗飛流，此天地之危診也。寒暑不時，天地之蒸否也。石立土踊，天地之瘤贅也。山崩土陷，天地之癰疽也。奔風暴雨，天地之喘乏也。川瀆竭涸，天地之燋枯也。良醫導之以藥石，救之以鍼劑，聖人和之以至德，輔之以人事，故形體有可愈之疾，天地有可消之災。又曰：膽欲大而心欲小，智欲圓而行欲方。詩曰：如臨深淵，如履薄氷，謂小心也。赳赳武夫，公侯干城，謂大膽也。不爲利回不爲義疚、行之方也、見機而作不俟終日、智之圓也、思邈自云、開皇辛酉歲生、至今年九十三矣、詢之鄉里、咸云數百歲人、話周齊間事、歷歷如眼見、以此參之、不啻百歲人矣、然猶視聽不衰、神采甚茂、可謂古之聰明博達不死者也、初魏徵等受詔、脩齊梁陳周隋五代史、恐有遺漏、屢訪之、思邈口以傳授、有如目覩、東臺侍郎孫處約、將其五子侹儆俊佑佺以謁思邈、思邈曰、俊當先貴、佑當晚達、佺最名重、禍在執兵、後皆如其言、太子詹事盧齊卿童幼時、請問人倫之事、思邈曰、汝後五十年、位登方伯、吾孫當爲屬吏、可自保也、後齊卿爲徐州刺史、思邈孫溥果爲徐州蕭縣丞、思邈初謂齊卿

之時，溥猶未生，而預知其事。凡諸異迹，多此類也。永淳元年

卒，遺令薄葬，不藏冥器，祭祀無牲牢。經月餘，顔貌不改，舉屍

就木，猶若空衣，時人異之。自註老子、莊子，撰千金方三十卷，

行於代。又撰福禄論三卷、攝生真録及枕中素書、合三教論，

各一卷。子行，天授中爲鳳閣侍郎。

段成式曰：孫思邈嘗隱終南山，與宣律和尚相接，每往來互

參宗旨。時大旱，西域僧請於昆明池結壇祈雨，詔有司備香

燈，凡七日，縮水數尺。忽有老人夜詣宣律和尚求救，曰：弟子

昆明池龍也，無雨久，非由弟子。胡僧利弟子腦，將爲藥，欺天

子言祈雨，命在旦夕，乞和尚法力加護。宣公辭曰：貧道持律

而已可求孫先生老人因至思邈石室求救孫謂曰我知昆明龍宮有仙方三千首爾傳與予將救汝老人曰此方上帝不許妄傳今急矣固無所悋有頃捧方而至孫曰爾特還無慮胡僧也自是池水忽漲數日溢岸胡僧羞恚而死孫復著千金方三十卷每卷入一方人不得曉酉陽雜俎

林億等序曰昔神農徧嘗百藥以辨五苦六辛之味逮伊尹而湯液之劑備黃帝欲創九鍼以治三陰三陽之疾得岐伯而砭艾之法精大聖人有意於拯民之瘼必持賢明博通之臣或爲之先或爲之後然後聖人之所爲得行於永久也醫家之務經是二聖二賢而能事畢矣後之留意於方術者苟

知藥而不知灸、未足以盡治療之體、知灸而不知鍼、未足以極表裏之變、如能兼是聖賢之蘊者、其名醫之良乎、有唐真人孫思邈者、乃其人也、以上智之材、抱康時之志、當太宗治平之際、思所以佐迺后庇民之事、以謂上醫之道、真聖人之政、而王官之一守也、而乃祖述農黃之旨、發明岐摯之學、經掇扁鵲之難、方採倉公之禁、仲景黃素、元化綠帙、葛仙翁之必效、胡居士之經驗、張苗之藥對、叔和之脈法、皇甫謐之三部、陶隱居之百一、自餘郭玉范汪僧垣阮炳、上極文字之初、下訖有隋之世、或經或方、無不採摭、集諸家之所秘要、去衆說之所未至、成書一部、總三十卷、目錄一通、臟腑之論、針艾之法，脈證之辨，食治之宜，始婦人而次嬰孺，先脚氣而後中風，傷寒、癰疽，消渴、水腫，七竅之病，五石之毒，備急之方，養性之術，總篇二百三十二門，合方論五千三百首，莫不十全可驗，四種兼包，厚德過於千金，遺法傳於百代，使二聖二賢之美，不墜于地，而世之人得以階近而至遠，上識於三皇之奧者，真人善述之功也。然以俗尚險怪，我道純正，不可述剝腹易心之異，世務徑省，我書浩博，不可道聽塗説而知，是以學寡其人，寖以紛靡，賢不繼世，簡編斷缺，不知者以異端見黜，好之者以闕疑輟功。恭惟我朝以好生爲德，以廣愛爲仁，乃詔儒臣正是墜學，臣等術謝多通，職專典校，於是請内府之秘書，採道藏之別錄，公私衆本，搜訪幾遍，得以正其紕繆，補其遺佚。文之重複者削之，事之不倫者緝之，編次類聚，期月功至。綱領雖有所立，文義猶或疑阻，是用端本以正末，如素問、九墟、靈樞、甲乙、太素、巢源、諸家本草，前古脈書，金匱玉函、肘后備急、謝士泰刪繁方、劉涓子鬼遺論之類，事關所出，無不研核。尚有所闕，而又泝流以討源，如五鑒經、千金翼、崔氏纂要、延年秘錄、正元廣利、外臺秘要、兵部手集、夢得傳信之類，凡所派別，無不考理，互相質正，反覆讐參，然後遺文疑義，煥然悉明。書雖是舊，用之惟新，可以濟函靈，俾明聖好生之治，可以傳不朽，副主上廣愛之心，非徒爲太平之文致，寔可佐皇極之錫福、校讐既成、繕寫伊始、恭以上進、庶備親覽、太子右贊善大夫臣高保衡、尚書都官員外郎臣孫奇、尚書司封郎中充秘閣校理臣林億、尚書工部侍郎兼侍講臣錢象先謹上。

葉少蘊曰、孫真人爲千金方兩部、說者謂凡修道養生者、必以陰功協濟、而後可得成仙、思邈爲千金前方、時已百餘歲、因以妙盡古今方書之要、獨傷寒未之盡、似未盡通仲景之言、故不敢深論、後三十年、作千金翼、論傷寒者居半、蓋始得之、其用志精審、不苟如此、今通天下言醫者、皆以二書爲司命也、思邈之爲神仙、固無可疑、然唐人猶記中間有用蝱虫

水蛭之類，諸生物命，不得升舉天之惡殺物者如是，則欲活人者，豈不知之。避暑録話

趙希弁曰：千金方三十卷，右唐孫思邈撰。思邈博通經傳，洞明醫術，著用藥之方、胗脈之訣、針灸之穴、禁架之法，以至導引養生之要，無不周悉。後世或能窺其一二，未有不為名醫者。然議者頗恨其獨不知傷寒之數云。

陳振孫曰：千金方三十卷，唐處士孫思邈撰，自為之序。名曰千金備急要方，以為人命至重，有貴千金，一方濟之，德踰於此。其前類例數十條，林億等新纂。

喬世寧序曰：千金方世罕刻本，華州舊有石刻千金寶要，所

選取僅十之一、今蜀廣中板行者、是也、後得建寧本頗全、乃又脫誤不可讀、間嘗欲覽古遂生之說、究極悠邈、顧安得盡據也、其書爲唐孫真人思邈所著、蓋刪輯上古以來醫書、定爲此編也、史稱公道洽古今、學殫術數、今攷其書信然、自華佗以後一人而已、世以其遺書神驗、遂傳爲龍宮所授、以余所見、新唐書、與真人自序、皆不道龍宮事、其說在道經續仙傳中、是道家剽奇侈稱、希異爲勝耳、世俗傳譌既久、而學士大夫亦往往稱爲、何也、世又有別刻海上救急二方、皆贋本依託、尤大謬誤人者、余覽之、益悵然、慨爲、故爲校定千金方正本、余父封君、命余弟世定、自刻於家、將以示世之好孫公者、建寧本類三十卷、今依道經定次、爲九十三卷云、余又得孫公四言詩一首、其暢發玄旨、備矣、顧其詩不盛傳、而近世獨稱嘆世吟、此鄙誕無足采者、决非孫公語、世何以稱爲世又傳孫公嘗騎虎山行、益甚要眇無徵者、或云、龍虎坎離、道家煉氣之説、而傳者誤耶、余覽載籍、孫公蓋深隱獨行之士、與玄晏所述高士類也、其云膽欲大、心欲小、智欲圓、行欲方、古今以爲名言、但其論攝養事、多似老子、乃舊唐書遂列之方技、其後道經類説、前定録、酉陽雜組、湘山野録諸書、益多附載諸怪異事、誣矣誣矣、余嘗欲列孫公事蹟、稍爲論次、其事俾覽者信焉、會自刻千金方成、因辨證其畧如此、以俟洽聞者訂議爲孫、公華原人、今爲余耀州地、城東三里、爲五臺山、其上蓋有真人洞云、真人所著、又有馬陰內傳一卷、煉雲母訣二卷、攝養錄二卷、氣訣一卷、燒煉秘訣一卷、龍虎通玄訣一卷、龍虎亂日篇一卷、福壽論一卷、枕中素書一卷、會三教論一卷、龍虎論一卷、龜經一卷、筭經一卷、五兆經訣一卷、福祿論三卷、將續求刻之、嘉靖二十二年、夏四月十三日、承德郎、南京戶部、貴州司署郎中、耀州喬世寧序、

錢、曾曰、千金方三十卷、孫思邈雍州之華原人、救昆明池龍得仙方三十首、散入此書中、逐卷一方、後人無從辨之、新刻本、攙改僞謬、不可是正、此猶是原書也、讀書敏求記

張璐曰，自云生于開皇，乃托辭也，如果生於隋，何周宣帝時，便以王室多故，隱居太白山耶，千金方衍義

徐大椿曰，仲景之學，至唐而一變，仲景之治病，其論藏府經絡病情傳變，悉本内經，而其所用之方，皆古聖相傳之經方，並非私心自造，間有加減，必有所本，其分兩輕重，皆有法度，其藥悉本于神農本草，無一味游移假借之處，非此方不能治此病，非此藥不能成此方，精微深妙，不可思議，藥味不過五六品，而功用無不周，此乃天地之化機，聖人之妙用，與天地全不朽者也，千金方則不然，其所論病，未嘗不依内經，而不無雜以後世臆度之説，其所用方，亦採擇古方，不無兼取

後世偏襍之法、其所用藥、未必全本於神農、兼取襍方單方及通治之品、故有一病而立數方、亦有一方而治數病、其藥品有多至數十味者、其中對證者固多、不對證者亦不少、故治病亦有効、有不効、大抵所重、耑在于藥、而古聖製方之法不傳矣、此醫道之一大變也、然其用意之竒、用藥之功、亦自成一家、有不可磨滅之處、醫學源流論

王鳴盛曰、舊唐書方技孫思邈傳、上文明云周宣帝時、隱太白山、隋文帝輔政、徵爲博士、此何以自云開皇辛酉歲生、開皇辛酉、隋文帝在位之二十一年、是年改元仁壽、至照鄰作序之年癸酉、是唐高宗在位之二十四年、咸亨四年、當云年

七十三思邈蓋不欲以長生不死驚駭世人故自隱其年而詭詞云開皇辛酉生故云以此參之不啻百歲人矣非自相矛盾也但七十三而云九十三者此傳刻之誤也原本亦誤舊書於傳末直云永淳元年卒更不言年若干蓋的年實無可考而以上文歷叙者參詳之則自是百餘歲人不言不知矣新書則改云永淳初卒而又添一句云年百餘歲永淳之號本只二年初與元年有何分別何必作而所添之句則反成贅疣凡宋祁之務欲自炫其長而實則無加于舊者多如此十七史商榷

四庫全書提要曰千金要方九十三卷唐孫思邈撰思邈華

原人唐書隱逸傳，稱其少時，周洛州刺史獨孤信稱爲聖童。及長，隱居太白山。隋文帝輔政，以國子博士徵，不起。則思邈生於周朝，入隋已長。然盧照鄰病梨賦序，稱癸酉歲於長安見思邈，自云開皇辛酉歲生，今年九十二，則思邈生於隋朝。照鄰乃思邈之弟子，記其師言，必不妄。惟以隋書考之，開皇紀號凡二十年，止於庚申，次年辛酉，已改元仁壽，與史殊不相符。又由唐高宗咸亨四年癸酉，上推九十二年，爲開皇二年壬寅，實非辛酉，干支亦不相應。然自癸酉上推九十三年，正得開皇元年辛丑。蓋照鄰集傳寫譌異，以辛丑爲辛酉，以九十三爲九十二也。史又稱思邈卒於永淳元年，年百餘歲、自是年上推至開皇辛丑、正一百二年、數亦相合、則生於後周、隱居不仕之說、爲史誤審矣、思邈嘗謂、人命至重、貴於千金、一方濟之、德踰於此、故所著方書、以千金名、凡診治之訣、鍼灸之法、以至導引養生之術、無不周悉、猶慮有闕遺、更撰翼方輔之、考晁陳諸家著錄、載千金方、千金翼方、各三十卷、錢曾讀書敏求記所載、卷數亦同、又謂宋仁宗命高保衡林億等校正刊行、後列禁經二卷、合二書計之、止六十二卷、此本增多三十一卷、疑後人併爲一書、而離析其卷帙、葉夢得避暑錄話、稱思邈作千金前方、時已百餘歲、妙盡古今方書之要、獨傷寒未之盡、似未盡通仲景之言、故不敢深論、後三十年，案百餘歲及三十年之說，皆因仍舊誤，今姑仍原文錄之。作千金翼論傷寒者居半，蓋始得之，其用精審不苟如此云云，則二書本相因而作，亦相濟爲用，合之亦未害宏者也。太平廣記載思邈曾救昆明池龍，得龍宮三十首，散入千金方各卷之中，蓋小說家附會之談，固無足深辨焉。

按是書原三十卷，其析爲九十三卷者，道藏中所輯，耀州喬世定録出刊之，詳見于兄世寧序中。提要不識其說，妄爲傳會之談，可謂疎矣。僧法藏華嚴傳記作六十卷，是併前後二方而言之也。

千金翼方

醫學入門 唐時醫
天真[illegible]
[illegible]
惜之故小[illegible]引
言曰知[illegible]而
欲[illegible]膽欲大而
[illegible]此真醫學
秘訣世世行善
調古今[illegible]
治人[illegible]功者非先[illegible]方而不[illegible]通便失[illegible]粗而膽[illegible]耳果欲遂吾好生之心以濟
[illegible]功當[illegible]孫真人之[illegible]

新唐志三十卷

存

自序曰原夫神醫秘術至賾參於道樞寶餌凝靈宏功浹於真畛知關籥玄牡駐歷之功已深變策天機全生之德爲大替炎農於紀籙資太一而反營魂鏡軒后於遺編事岐伯而宣藥力故能嘗味之績鬱騰天壤診體之教播在神寰醫道由是濫觴時義肇基于此亦有志其大者高容問紫文之術先其遠者伯陽流玉冊之經擬斯壽於乾坤豈伊難老儔厥齡於龜鶴詎可蠲痾茲延大道之真以持身抑斯之謂也若其業濟含靈命懸茲乎則有越人徹視於腑藏秦和洞達於

膏肓，仲景候色而驗眉，元化刳腸而湔胃，斯皆方軌疊跡，思韞入神之妙，極變探幽，精超絕代之巧。晉宋方技，既其無繼，齊梁醫術，曾何足云。若夫醫道之爲言，寔惟意也。固以神存心手之際，意析毫芒之裏，當其情之所得，口不能言，數之所在，言不能諭。然則三部九候，參經絡之樞機，氣少神餘，亦鍼刺之鈞軸。況乎良醫則貴察聲色，神工則深究萌芽，心考錙銖，安假懸衡之驗，敏同機駭，曾無挂髮之淹。非天下之至精，其孰能與於此？是故先王鏤之于玉板，往聖藏之以金匱，豈不以營疊至道，括囊其賾者歟？余幼智蔑聞，老成無已，才非公幹，夙嬰沈瘵，德異士安，早纏尪瘵，所以志學之歲，馳百金而徇經方，耄及之年，竟三餘而勤藥餌，酌華公之録帙，異術同窺，採蜀生之玉函，奇方畢綜，每以生者兩儀之大德，人者五行之秀氣，氣化則人育，伊人稟氣而存，德合則生成，是生曰德而立。既知生不再於我，人處物爲靈，可幸蘊靈心，闕頤我性源者，由檢押神秘，幽求今古，撰方一部，號曰千金，可以濟物攝生，可以窮微盡性，猶恐岱山臨月，必昧秋毫之端，雷霆在耳，或遺玉石之響，所以更撰方翼三十卷，共成一家之學，譬輗軏之相濟，運轉無涯，等羽翼之交飛，摶搖不測，矧大易道深矣，孔宣繫十翼之辭，玄文奧矣，陸績增玄翼之説，或沿斯義，述此方名矣。貽厥子孫，永爲家訓，雖未能譬言中庶

比潤上池、亦足以慕遠測深、瞽門叩鍵者哉、儻經目於君子、庶知余之所志焉、

林億等序曰、臣聞方伎之學、其來遠矣、上古神農播穀嘗藥、以養生其黃帝岐伯君臣問對、垂於不刊、爲萬世法、中古有長桑扁鵲、漢有陽慶倉公張機華佗、晉宋如王叔和葛稚川皇甫謐范汪胡洽深師陶景之流、凡數十家、皆祖述農黃、著爲經方、迨及唐世孫思邈出、誠一代之良醫也、其行事見諸史傳、撰千金方三十卷、辨論精博、囊括衆家、高出於前輩、猶慮或有所遺、又撰千金翼方以輔之、一家之書、可謂大備矣、其書之得於今、訛舛尤甚、雖洪儒碩學、不能辨之、仁宗皇帝

詔儒臣、校正醫書、臣等今校定千金翼方、謂乎物之繁、必先得其要、故首之以藥錄纂要、凡治病者、宜別藥之性味、故次之以本草、人之生育、由母無疾、故次之以婦人、疾病之急、無急於傷寒、故次之以傷寒、然後養其少小、故次之以小兒、人身既立、必知所以自養、故次之以養性、養性者、莫善於養氣、故次之以辟穀、氣之盈乃可安閒、故次之以退居、退居者、當事補養、故次之以補益、若補益失宜、則風疾乃作、故次之以中風、風者百病之長也、邪氣緣而畢至、故次之以雜病、又次之以萬病、愈諸疾者、必資乎大藥、故次之以飛鍊、乳石性堅、久服生熱、故次之以瘡癰、衆多之疾、源于脈證、故次之以色脈色脈既明，乃通腧穴，故次之以鍼灸，而禁經終爲，總三十卷，目録一卷。臣以爲晉有人欲刋正周易及諸藥方，與祖訥論，祖云，辨釋經典，縱有異同，不足以傷風教，至於湯藥，小小不達，則後人受弊不少，是醫方不可以輕議也。臣等不敢肆臆見，妄加塗竄，取自神農以來書，行於世者而質之，有所未至，以俟來者。書成繕寫，將預聖覽，恭惟皇帝陛下，天縱深仁，孝述前烈，刋行方論，拯治生類，俾天下家藏其書，人知其學，皆得爲忠孝，亦皇風之高致焉。太子右贊善大夫臣高保衡，尚書都官員外郎臣孫奇，太常少卿充秘閣校理臣林億等

謹上。

又後序曰夫疾病之至急者有三一曰傷寒二曰中風三曰瘡癰是三種者療之不早或治不對病皆死不旋踵孫氏撰千金方其中風瘡癰可謂精至而傷寒一門皆以湯散膏丸類聚成篇疑未得其詳矣又著千金翼三十卷辨論方法見於千金者十五六惟傷寒謂太醫湯藥雖行百無一効乃專取仲景之論以太陽方證比類相附三陰三陽宜忌霍亂發汗吐下後陰易勞復病爲十六篇分上下兩卷亦一時之新意此於千金爲輔翼之深者也從而著之論曰傷寒熱病自古有之名賢濬哲多所防禦至於仲景特有神功尋思旨趣莫測其致有以見孫氏尊而神之之心也是二書者表裡相

明至纖至悉，無不該備。世又傳千金髓者，觀其文意，殊非孫氏所作，乃好事者爲之耳。王道集外臺秘要方，各載所出，亦未之見，似出於唐之末代博雅者，勿謂其一家書也。至於合藥生熟之宜，炮炙之制，分兩升斗之齊，並載千金凡例中，此不著云爾。

趙希弁曰：千金翼方三十卷，右唐孫思邈撰。思邈著千金方，後掇集遺軼，以羽翼其書，成一家之學。林億等謂首之以藥錄，次之以婦人、傷寒、小兒、養性、辟穀、退居、補益、雜病、瘡癰、色脉、鍼灸，而禁經終焉者，皆有指意云。

陳振孫曰：千金翼方三十卷，孫思邈撰。千金方既成，恐其或遺也，又爲此以翼之，亦自爲序，其末兼至禁術，用之亦多驗。

書録解題

王肯堂序曰：醫書不經秦火，而上古禁方，流傳於世者，無一焉。今獨張仲景方最古，其次莫如孫真人千金方，如是止矣。真人以應化聖賢，現神仙身，行良醫事，其所著書，抉玄扃，傾秘笈，宜不涉世情一字，顧房中補益篇，稍類泥水，而婦人左腎膀胱兩部中，雜出溪嫖不典之方，於養生濟物無當也，疑爲後人附益，非真人手澤，後獲千金翼方於故友徐士彰諫議家，則前所疑者悉無有，而釋氏玄門千金不傳之秘，前書所不及者，往往而見，於是益知此爲真人晚年定本，其視前

書、一出一入、何止隻字千金而已、按仙傳拾遺及宣室志記
真人以永淳初元尸解、開元中復有人見隱於終南山、與宣
律師往還、因拯昆明池龍胡僧之難、得龍宮方三十首、且感
神人之誠、去千金方藥之害物命者、以草木代之、作千金翼
三十篇、每篇有龍宮仙方一首、今按服水法中、有云武德中、
龍齎此卷授余、則得龍宮方、非尸解後明甚、然亦可以證龍
宮方之實者、而非好事者寓言也、方中時有用物命者、豈亦
後人附益耶、抑傳者妄也、千金方收入道藏、今關中江右皆
有刻、乃至宋元刻本、藏書家多有之、而獨翼方不傳、道藏亦
不載、世多有不聞其名者、豈世人業重、仙真秘之、神物呵禁、

不容妄窺耶。三從子廷鑑以母病，欲刻醫書，冀獲冥祐，請於余。余以此書授之，而表弟孫仲來助余，校訂尤力。苦無它本讐校，其烏焉帝虎之譌，灼然無疑者，然後改正，不然，寧仍其舊，以俟他日得宋刻善本而更之。故譌不可讀者，時有同好，幸無訝焉。得者當起殷重心，生難遭想，心真人之心，行真人之行，而後可以用真人之方，其爲真人不難矣。此則余與廷鑑刻是書意也。萬曆乙巳十月八日，余以謝諸公之枉弔先慈者，舟抵武林德勝壩，大雨不可登岸，蓬窗黯闇無聊，而廷鑑遣使來告書成，且徵序，因書以歸之。念西居士王肯堂宇泰桉王宇泰刊本較之家藏元板，不唯誤文居多，甚至脱數十頁。元板目録末有大德乙未良月梅溪書院刻梓木記，先考得之于城東醫生白氏，其文字端雅，卷帙完好，惜使王氏校刊之日，不覩是善本。

千金髓方

新唐志二十卷

佚

桉本事方，有云千金髓有腎氣攻背項強一證，則其書南宋時猶存矣。

又桉朝鮮國醫方類聚引有千金月令一書，醫官小島學古、尚質就以採輯得説一十九首方三百二十一首、撿其文義與千金方實出一手決非贋鼎矣玫新唐志農家類云孫氏千金月令三卷、孫思邈、宋志作齊人月令、殆此書也、而陶九成説郛局第六十九載有其書、僅舉節物十二條、益是以時令爲主因以及醫方者、故附于此

郭氏思千金寶要

八卷

存

自序曰孫真人千金方、一部三十卷、三百一十八門、門中各有論、論下各有方、論以論説人所以得病之由、君子小人皆

宜熟知方以治人之已病，而人有未嘗得見此集者，并藥有物多而難合者，貧下細民因此不獲治療，枉壞軀命者，可勝言哉。況一州一縣，幾家能有千金方，而有者亦難於日日示人，因此孫君之仁術仁心，格而不行處有之，鬱而不廣處有之。孫君此書，上本黃帝岐伯，次祖扁鵲華佗張仲景陳延之衛汜王叔和小品肘后龍宮海上，而下及當時之名公方論藥術，并自撰經試者，世皆知此書爲醫經之寶，余亦槩嘗閱諸家方書內，唯千金一集，號爲完書，有源有證，有說有方，有古有今，有取有捨，闡百聖而不斷，貫萬精而不惑，以儒書擬之，其醫師之集大成者歟。唐之盧照隣謂思邈高談正一，則古之蒙莊，深入不二，則今之摩詰，斯言得其深致矣。思久欲闡揚此書，以廣之海内，而在公牽迫，終不克遂。今休閑矣，遂取千金方中諸論，逐件條而出之，以告人，使人知防之於未然之前。又將千金方中諸單方，逐件列而出之，以示人，使人知治之於已病之後。其思家與知識家，經用神驗者，亦附之其中，各別稱説，買巨石刋之，以廣其傳，以救急者爲先，以稍可待者爲次，以尋常大病爲三，以尋常次病爲四。孫君之書，以婦人小兒爲首，以男子婦人雜病爲後。思今皆依之，而特取諸病目前交急者爲首，此思急於救人，推行孫君之妙法本意也。謹敢以千金寶要命篇，誓施萬本，長者仁人，當共斯善、宣和六年四月初一日、徽猷閣直學士、通奉大夫致仕、河陽郭思謹序。

秦王守中序曰、千金寶要者、宋徽猷閣直學士郭思校唐孫真人先生所集千金方中纂要者也、宣和六年、思曾刻石于華州公署、我明正統八年、華州知州劉整重刻、景泰六年、和州楊勝賢以石刻冬月不便摹印、易刊木板、徃年春予得之、喜其方之簡便、藥之近易、醫不煩而取効速、信有切于人之實用、迺珍如拱璧、不容自秘、已命壽之梓矣、竊惟寶要纂自真人千金方中、天下之遊耀州真人洞者、歲無虛日、日無虛時、顧獨不立石于真人洞前、非所以廣其傳也、因刻于洞前

云隆慶六年歲在壬申春三月上吉秦王守中識

李海立題詞曰此書初得華州石刻舛譌最多繼得華州木刻及蜀中及鄭武定木刻其譌猶華之石刻也其門類錯亂者茲皆類明拾遺一段茲皆附之各類小兒兩類併而爲一爲其便于檢閱也其間有字句之謬可以意會者乃敢更之中有文字高古不能讀者不敢輒易乃仍舊爲自千金論起至若有所舉重段止以欲人知所避忌也自五勞七傷有小腹痛起至婦人新産上厠段止既無治法又無令人避忌之意自五勞段數至第二十二段中有凡是病者皆須服之之句後淋閉論末又云悉服之立驗或亦萬病玉壺各有所主

也因併及之

錢曾曰、郭思千金寶要八卷宣和六年河陽郭思取千金方中諸論逐件條而出之、使人知治于已病之後、并附經用神驗者、各別稱説、推行孫真人妙法之本意、仍以千金寶要名篇、買巨石鐫之、立于華州公廨、吾家墨刻舊本字畫完整、古香襲人、暇日當取以校對、始知是本之佳否也、

孫星衍序曰、千金寶要十七卷、附論及千金須知、爲十八卷宋宣和時、郭學士思從孫徵君思邈所撰千金方撰要、刻石華州公署、自明正統景泰間、俱有木石刻本、至隆慶六年、秦王守中復刊石耀州真人洞、四庫書未及收録、余遊關中、得

其榻本藏篋中，桉家徵君生於後周，卒於唐永淳之代，葉夢得避暑録話，稱其作千金前方時，已百餘歲，後三十年，作千金翼，段成式酉陽雜俎則謂昆明池龍宫，有仙方三千首，徵君因救龍得之，因上帝不許妄傳，復著千金方三十卷，每卷入一方，千金方，本與千金翼方爲二書，是以舊唐書本傳止載千金方三十卷，晁公武陳振孫書目，則云各三十卷，今俗本千金翼方九十三卷，不知何人更其次弟，千金前方，竟不可别，此宣和時擇要本，當從前方録出者，龍宫仙方在其内，真世間秘異之書，不可不廣其傳，以公同志，書中謂今俗稱豆瘡爲小兒丹毒，又有反花瘡，元人竒効良方，始謂之痘疹，可證俗人謂此疾出於近代者非也、縊死人可救、落水人經一宿猶可活、倉卒間不知其方、書備其術、尤爲濟人之仁術、世之從政者、不師益公獄市勿擾之言、惟株累鍛鍊之是務、置一切積貯水利農田學校利益於人之事於不問、以致傷元氣、感召災殃、誠不如尋覽方書、胸中常有活人之念、爲善最樂、在此不在彼矣、

按孫李述所刻、併附論及千金須知、俱爲八卷、與讀書敏求記所載符、其分門凡十七篇、李述序曰、是書十七卷、合論及須知爲十八卷、恐是失檢、序又曰、俗本千金翼方九十三卷、不知何人更其次第、千金前方、竟不可

別考，是以喬世定所刻前方，爲翼方者，何錯誤至此乎。

張氏學懋千金寶要補

三卷

存

自序曰，此宋徽猷閣直學士郭思按唐孫真人千金方而纂其簡易者也。宣和六年，思刻石于華州。我明正統八年，知州劉整重刻。景泰六年，知州楊勝賢以石刻艱於摹印，易刻木板而傳，稍廣焉。但字多譌舛，隆慶六年，秦王復勒石于耀州。真人洞前，爲文學謝治書，稍正其譌，而門類錯亂，有以滯下方，混于小兒毋毒方中者。余恐其誤人，乃求全本千金要方，並王宇泰太史新刻千金翼方、分門考訂、又按仙傳所載、真人著千金三十篇、每篇有龍宮仙方一首、政恐郭氏尚在掛漏間以己意擇而補之、其上各加一補字者、不敢失郭氏原本也、嗟嗟真人神化濟世、全在千金一書、今海內僅見關中江右刊行二板、而時醫亦鮮能習之、葢非苦其方之珍繁、則憚于藥之炮煉、雖神奇應驗、理在目前、其如不明不行何哉、郭氏所纂、不過采其倉卒救急、藥簡而易辨者、以便民耳、若其全本、首婦人、次嬰孺、次男子老人、次鍼灸導引、養性攝生、以至服食所載、飛鍊鍾乳雲母五色石英等法、採製松脂茯苓黃精枸杞等方、種種具備、誠遵而行之、小可療疾、大則延

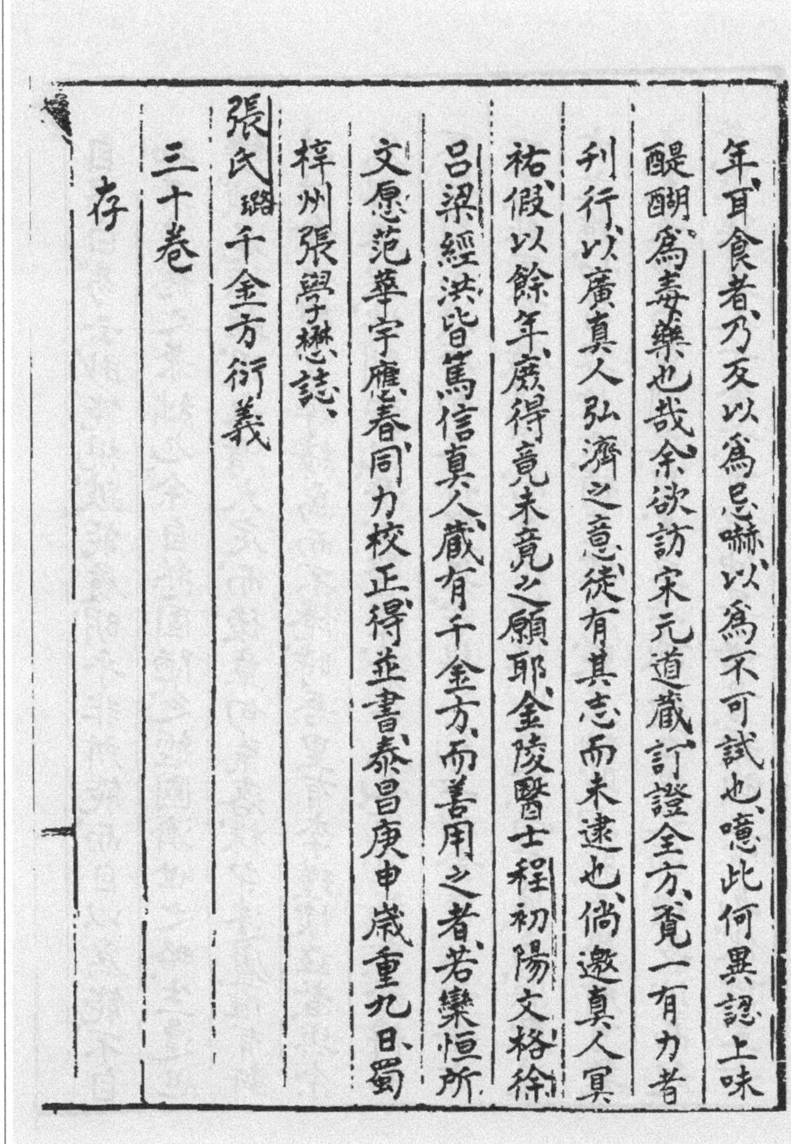

年，耳食者，乃反以爲忌嫌，以爲不可試也。噫，此何異認上味醍醐爲毒藥也哉。余欲訪宋元道藏，訂證全方，覓一有力者刋行，以廣真人弘濟之意，徒有其志而未逮也。倘邀真人冥祐，假以餘年，庶得竟未竟之願耶。金陵醫士程初陽文格、徐呂梁經洪，皆篤信真人，藏有《千金方》，而善用之者，若欒恒所文、愿范華宇應春，同力校正，得並書，泰昌庚申歲重九日，蜀梓州張學懋誌。

張氏璐《千金方衍義》

三十卷

存

自序曰：易云眇能視，跛能履，明乎非所能，而自以為能，不自知其才德之兼絀也。余自慙固陋，乏經國濟世之略，生遭世變，瑣尾流離，迨永清大定，而後章句荒落，株守蓬廬，惟有軒岐性命之學，日尋繹焉而不倦。時吾里有李瑾懷兹者，與余爲膠漆契，博聞強記，潛心醫學，君子人也。所可議者，務博而不知所宗，淺涉而未探究奥。嘗與之究玉函金匱及千金方一書，非不有識堪資，而求所謂愜心貴當，尚有憾焉。深歎述古之難，如昌黎所云補苴罅漏，張皇幽眇，洵非末學所可幾也。夫長沙爲醫門之聖，其立法誠爲百世之師，繼長沙而起者，惟孫真人千金方，可與仲景諸書頡頏上下也。伏讀三十卷中法良意美聖謨洋洋其辨治之條分縷晰製方之反激逆從非神而明之其孰能與於斯乎余自束髮授書以來即留心是道曩所輯纘緒二論及醫通一十六卷付梓行世深歎學識迂踈僅可爲後學自邇自卑之一助迄今桑榆在望尚欲作蜣螂不朽亦自愚矣而此書不爲之闡發將天下後世竟不知有是書深可懼也因不揣愚昧彙取舊刻善本參互考訂逐一發明其反用激用之法貫串而昭揭之其于針灸一門闕以俟專家補之俾學者開卷了然胸無窒礙照宋刻本仍隸三十卷倣趙以德敷衍金匱之義又殊愧敷衍成文爰名曰千金方衍義後之君子有以討論修飾授之剞劂

亦斯書之幸甚。余不學無術，老無思索，意之所致，信筆成書，殆所謂眇之能視，不足以有明；跛之能履，不足以與行也。康熙歲次戊寅十一月既望，八十二老人石頑張璐路玉序。

孫氏思邈醫家要妙

崇文總目五卷

佚

醫籍考卷四十二

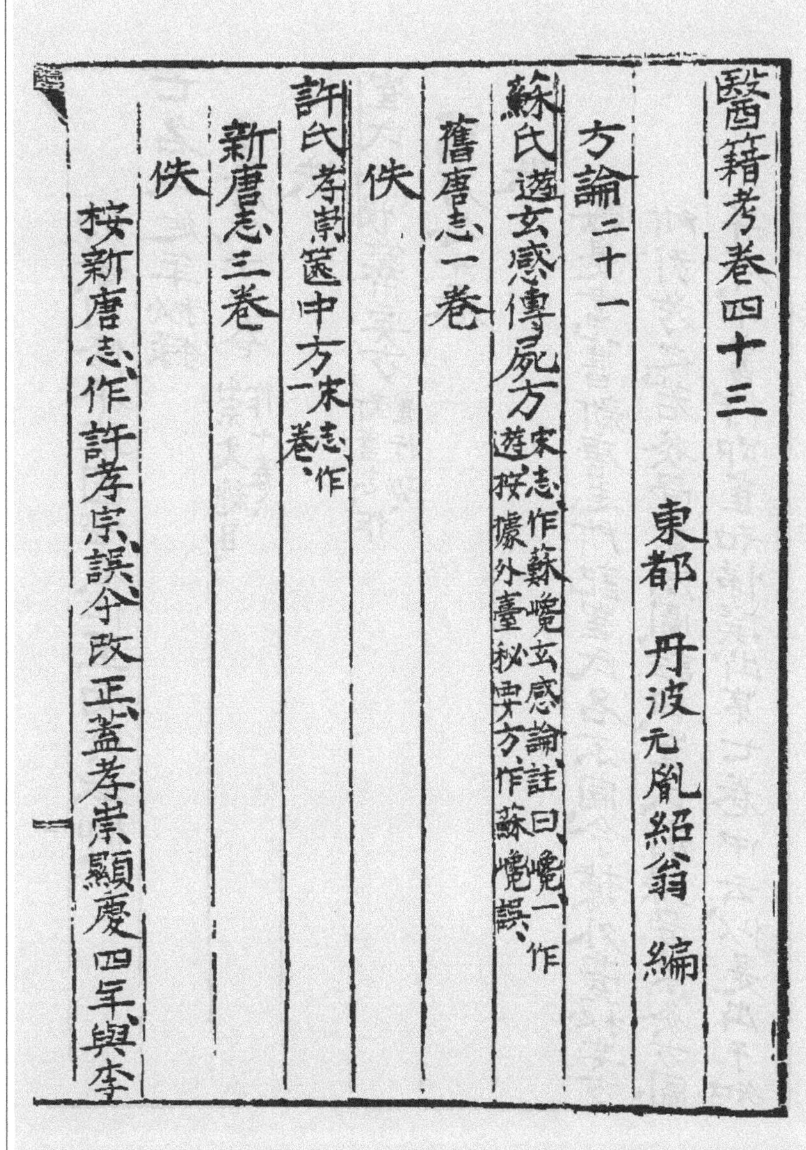
醫籍考卷四十三

東都　丹波元胤紹翁　編

方論二十一

蘇氏遊玄感傳屍方宋志作蘇遊，按據外臺秘要方作蘇遊，按據外臺秘要方，作蘇遊誤。玄感論註曰：一作

舊唐志一卷

佚

許氏孝崇篋中方宋志作一卷

新唐志三卷

佚

按新唐志作許孝宗，誤，今改正。蓋孝崇顯慶四年與李

勣等同修本草圖經者，仕至尚藥奉御。

亡名氏延年秘録

舊唐志十二卷。崇文總目作十卷。

佚

崔氏知悌纂要方 新唐志作崔行功。

舊唐志十卷

佚

按是書，舊新唐志所記崔氏名不同，今據外臺秘要方所引考之，若灸骨蒸法圖，註曰，崔氏别録骨蒸灸方圖并序，中書侍郎崔知悌撰，出第七卷中云，似是出于知悌者、然、蘇沉内翰良方、載崔氏增損理中丸、稱西晉崔行功方、則未知孰是也、再考外臺、又載崔氏療鬼氣辟邪惡、阿魏藥安息香方後有余時任度支郎中語、又小續命湯方下曰、余昔至户部員外郎患風疹、又云、余曾任殿中少監以狀設向說名醫、徵之舊新唐書崔知悌及行功傳、無是官銜、特大中十二年唐技所進郎官石柱題名、户部員外郎有崔知悌名、則知其出于知悌者、仍據舊志、定爲知悌書矣、良方稱行功爲西晉人、此以其方後有予以告領軍韓康伯右衛毛仲祖光禄王道預臺郎顧君苗著作殷仲堪之語也、然崔氏所援諸書、

若大小前胡湯、金牙散、並稱出胡洽、療骨蒸、蒼梧道志〔士〕

方後載蘇游玄感論、又載巒公調氣方、劉涓子甘草湯、

則知是書、決非晉人所著、至加減理中丸、是崔氏採阮

河南等方論者也、

王氏勃醫語纂要 藝文畧、作醫語纂要論、

宋志一卷

佚

舊唐書本傳曰、王勃字子安、絳州龍門人、六歲解屬文、構思

無滯詞情英邁、與兄勔勮才藻相類、父友杜易簡常稱之曰、

王氏三珠樹也、勃年未及冠、應幽素舉及第、乾封初、詣闕上

震遊東岳頌，時東都造乾元殿，又上乾元殿頌。沛王賢聞其名，召為沛府修撰，甚愛重之。諸王鬬雞，互有勝負，勃戲為檄英王雞文。高宗覽之，怒曰：據此是交構之漸。即日斥勃，不令入府。久之，補虢州參軍。勃恃才傲物，為同僚所嫉。有官奴曹達犯罪，勃匿之，又懼事洩，乃殺達以塞口。事發當誅，會赦除名。時勃父福畤為雍州司户參軍，坐勃左遷交趾令。上元二年，勃往交趾省父，道出江中，為採蓮賦以見意，其辭甚美。渡南海，墮水而卒，時年二十八。

新唐書本傳曰：勃嘗謂人子不可不知醫。時長安曹元有秘術，勃從之游，盡得其要。

孟氏詵必効方

舊唐志十卷

佚

補養方

舊唐志三卷

佚

楊氏闕名大僕醫方 幼幼新書作楊太僕方

新唐志一卷註曰失名天授二年上

佚

張氏文仲隨身備急方

新唐志三卷

佚

舊唐書本傳曰，張文仲，洛州洛陽人也，少與鄉人李虔縱，京兆人韋慈藏，並以醫術知名，文仲則天初為侍御醫，時特進蘇良嗣於殿廷因拜跪便絶倒，則天令文仲、慈藏隨至宅候之，文仲曰，此因憂憤邪氣激也，若痛衝脇，則劇難救，自朝候之，未及食時，即苦衝脇絞痛，文仲曰，若入心，不可療，俄頃心痛，不復下藥，日旰而卒，文仲尤善療風疾，其後則天令文仲集當時名醫，共撰療風氣諸方，仍令麟臺監王方慶監其修撰，文仲奏曰，風有一百二十四種，氣有八十種，大體醫藥雖同人性各異庸醫不達藥之性使冬夏失節因此殺人唯脚氣頭風上氣嘗須服藥不絶自餘則隨其發動臨時消息之但有風氣之人春末夏初及秋暮要得通洩即不困劇於是撰四時常服及輕重大小諸方十八首表上之文仲久視年終於尚藥奉御撰隨身備急方三卷行於代

法象論

宋志一卷

佚

王氏方慶隨身左右百發百中備急方十卷

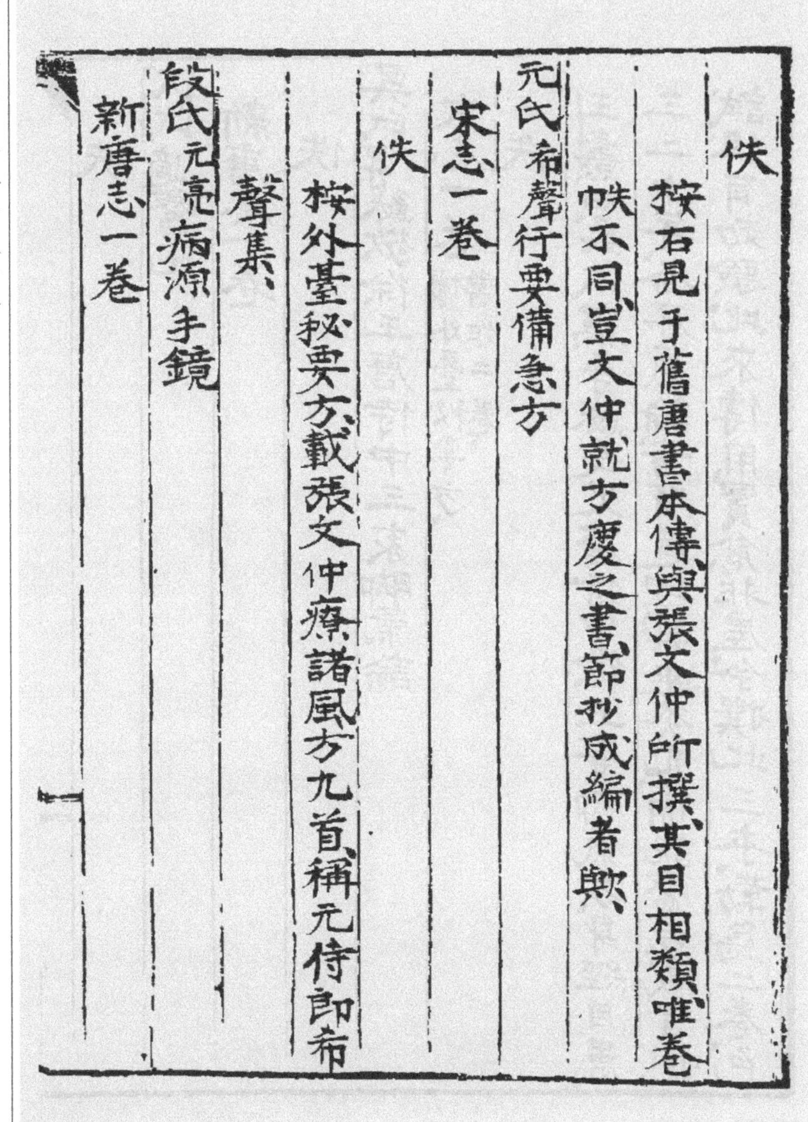
佚

按右見于舊唐書本傳，與張文仲所撰，其目相類，唯卷帙不同，豈文仲就方廋之書，節抄成編者歟。

元氏希聲行要備急方

宋志一卷

佚

按外臺秘要方載張文仲療諸風方九首，稱元侍郎希聲集。

段氏元亮病源手鏡

新唐志一卷

佚

伏氏適醫苑

新唐志一卷

佚

吳氏昇蘇敬徐王唐侍中三家脚氣論

宋志一卷據外臺秘要方、當作二卷、

佚

王燾曰吳氏竊尋蘇長史唐侍中徐王等脚氣方、身經自患、三二十年、各序氣論皆有道理、具述灸穴備說醫方、咸言總試但有効驗、此來傳用實愈非虛、今撰此三本、勒爲二卷、色

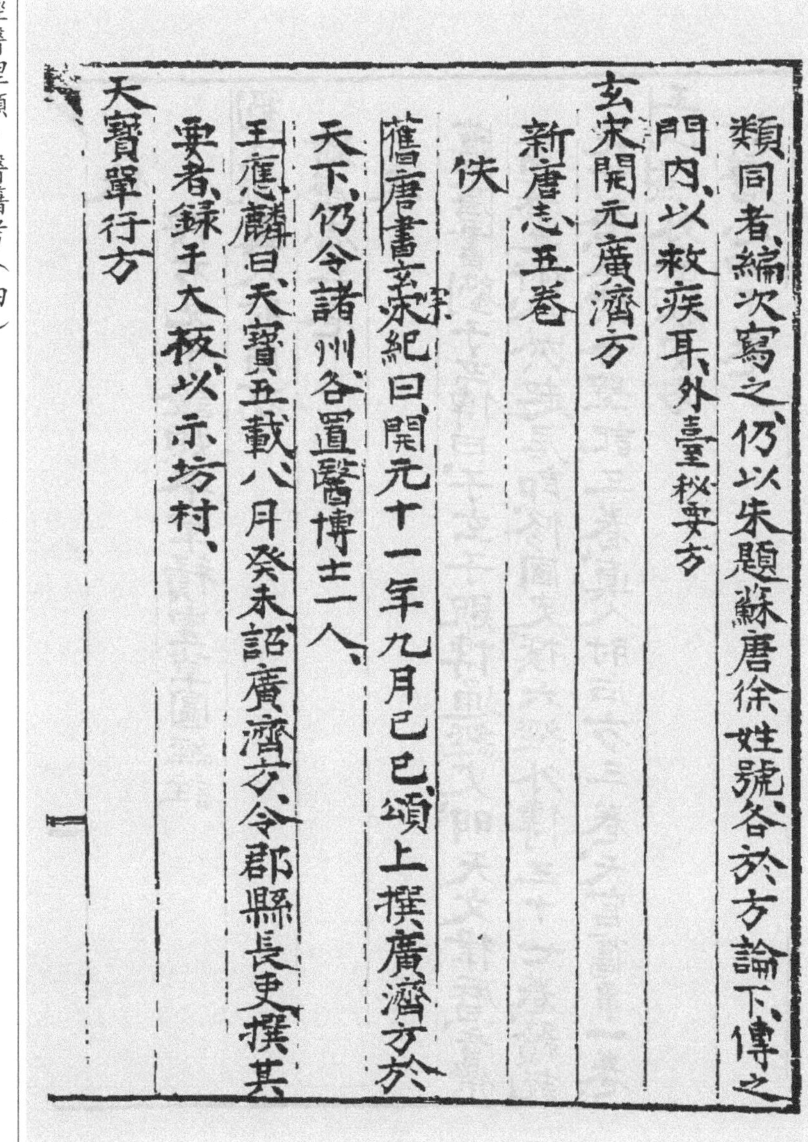
類同者，編次寫之，仍以朱題蘇、唐、徐姓號，各於方論下，傳之門内，以救疾耳。外臺秘要方

玄宗開元廣濟方

新唐志五卷

佚

舊唐書玄宗紀曰：開元十一年九月己巳，頒上撰廣濟方於天下，仍令諸州各置醫博士一人。

王應麟曰：天寶五載八月癸未，詔廣濟方，令郡縣長史撰其要者，録于大板，以示坊村。

天寶單行方

佚

按右見于證類本草積雪草圖經註

劉氏䏶真人肘后方

新唐志三卷

佚

舊唐書劉子玄傳曰子玄子䏶博通經史明天文律曆音樂醫筭之術終於起居郎修國史撰六經外傳三十七卷續說苑十卷太樂合璧記三卷真人肘后方三卷天官舊事一卷

王氏燾外臺秘要方

新唐志四十卷

卒

存

自序曰、昔者農皇之治天下也、嘗百藥立九候、以正陰陽之變、診以救性命之昏札、俾厥土宇、用能康寧廣矣哉、洎周之王、亦有家卿、格于醫道、掌其政令、聚毒藥以供其事、爲歲終、稽考、而制其食、十全爲上、失四下之、我國家由茲典、動取一厥中、置醫學、頒良方、亦所以極元氣之和也、夫聖人之德、又何以加于此乎、故三代常道、百王不易、又所從來者遠矣、自雷岐倉緩之作、彭扁華張之起、迨茲厥後、仁賢間出、歲且數千、方逾萬卷、專車之不受、廣廈之不容、然而載祀綿遠、簡編虧替、所詳者雖廣、所略者或深、討簡則功倍力煩、取捨則論

甘忌苦，永言筆削，未暇尸之。余幼多疾病，長好醫術，遭逢有
道，遂躡亨衢，七登南宮，再拜東掖，便繁臺閣二十餘載，久知
弘文館圖籍方書等，繇是覩奧升堂，皆探其秘要。以婚姻之
故，貶守房陵，量移大寧郡，提携江上，冒犯蒸暑，自南徂北，既
僻且陋，染瘴嬰痾，十有六七，死生契闊，不可問天，賴有經方，
僅得存者，神功妙用，固難稱述，遂發憤刋削，庶幾一隅。凡古
方纂得五六十家，新撰者向數千百卷，皆研其總領，覈其指
歸。近代釋僧深、崔尚書、孫處士、張文仲、孟同州、許仁則、吳昇
等十數家，皆有編録，並行於代，美則美矣，而未盡善。何者？各
擅風流，遞相矛盾，或篇目重雜，或商較繁蕪。今並味精英，鈐

其要妙俾夜作晝經之營之捐衆賢之砂礫掇群才之翠羽
皆出入再三伏念旬歲上自炎昊迄於盛唐括囊遺闕稽考
隱祕不愧盡心爲客有見余此方曰嘻博哉學乃至於此耶
余答之曰吾所好者壽也豈進於學哉至於遁天倍情懸解
先覺吾常聞之矣投藥治疾庶幾有瘳乎又謂余曰稟生受
形咸有定分藥石其如命何吾甚非之請論其目夫喜怒不
節飢飽失常嗜慾攻中寒溫傷外如此之患豈由天乎夫爲
人臣爲人子自家刑國由近兼遠何談之容易哉則聖人不
合啓金縢賢者曷爲條玉板斯言之玷竊爲吾子羞之客曰
唯唯嗚呼齊梁之間不明醫術者不得爲孝子曾閔之行宜

其用心若不能精究病源深探方論雖百醫守疾衆藥聚門適足多疑而不能一愈之也主上尊賢重道養壽祈年故張王李等數先生繼入皆欽風請益貴而遵之故鴻寶金匱青囊緑帙往往而有則知日月所照者遠聖人所感者深至於嗇神養和休老補病者可得聞見也余敢採而録之則古所未有今並繕緝而能事畢矣若乃分天地至數別陰陽至候氣有餘則和其經渠以安之志不足則補其復溜以養之溶溶液液調上調下吾聞其語矣未遇其人也不誣方將請俟來哲其方凡四十卷名曰外臺秘要方非敢傳之都邑且欲施於後賢如或詢謀亦所不隱是歲天寶十一載歲在執除

月之試生明者也、

新唐書王珪傳曰、珪孫燾、性至孝、爲徐州司馬、母有疾、彌年不廢帶、視絮湯劑、數從高醫游、遂窮其術、因以所學作書、號外臺秘要、討繹精明、世寶爲、歷給事中、鄴郡太守、治聞於時、

孫兆序曰、夫外臺者、刺史之任也、秘要者、秘密樞要之謂也、唐王燾臺閣二十餘年、久知弘文館、得古今方、上自神農、下及唐世、無不採摭、集成經方四十卷、皆諸方秘密樞要也、以出守于外、故號曰外臺秘要方、凡一千一百單四門、以巢氏病源諸家論辨、各冠其篇首、一家之學、不爲不詳、王氏爲儒者、醫道雖未及孫思邈、然而採取諸家之方、頗得其要者、亦

崔氏孟詵之論也、且古之如張文仲集驗小品方、最為名家今多亡逸、雖載諸方中、亦不能別白、王氏編次、各題各號、使後之學者、皆知所出、此其所長也、又謂鍼能殺生人、不能起死人、其法云亡且久、故取灸而不取鍼、亦醫家之蔽也、此方撰集之時、或得缺落之書、因其闕文、義理不完者多矣、又自唐歷五代、傳寫其本、訛舛尤甚、雖鴻都秘府、亦無善本、國家詔儒臣校正醫書、臣承命、旨其書方證之重者刪去、以從其簡、經書之異者、註解以著其詳、魯魚豕亥、煥然明白、臣謂三代而下、文物之盛者、必曰西漢、正以侍醫李柱國校方伎、亦未嘗命儒臣也、臣雖濫吹儒學、但盡所聞見、以脩正之、有所闕疑，以待來哲，總四十卷，并目録一卷，恭惟主上盛德承統，深仁流化，頒此方論，憲及區宇，贊天地之生育，正萬物之性命，使穢無疵癘，人不夭横，熙熙然樂於聖造者也，前將仕郎守殿中丞同校正醫書臣孫兆謹上，

洪邁曰，外臺秘要，載制虎方，稱到山下先閉氣三十五息，虎即走，予謂人卒逢虎，魂魄驚怖竄伏之不暇，豈能雍容步趨，伏咒語七字而脱耶，因讀此方，聊書之以發一笑，此書乃唐王珪之孫燾所作，本傳云，燾視母疾，數從高醫游，遂窮其術，因以所學作書，討繹精明，世寶爲，蓋不深考也，容齋四筆

趙希弁曰，外臺秘要方四十卷，右唐王燾撰，燾之序云，嘗得

古方書數千百卷、因述諸病證候、刪集方藥符禁鍼灸之法、
陳振孫曰、外臺秘要四十卷、唐鄴郡太守王燾撰、自為序、天
寶十一載也、其書博采諸家方論、如肘後、千金、世尚多有之、
至於小品深師崔氏許仁則張文仲之類、今無傳者、猶間見
於此書、大凡醫書之行于世、皆仁廟朝所校定也、按會要、嘉
祐二年、置校正醫書局於編集院、以直集賢院掌禹錫林億
校理、張洞校勘、蘇頌等並為校正、後又命孫奇高保衡孫兆
同校正、每一書畢、即奏上、億等皆為之序、下國子監板行、並
補注本草、圖經、千金翼方、金匱要略、傷寒論、悉從摹印、天下
皆學古方書、嗚呼聖朝仁民之意溥矣、

起。

王禕曰：王燾《外臺秘要》所言方證符法灼灸甚詳，然謂鍼能殺生人而不能起死人，則一偏之論也。（《青巖叢錄》）

徐大椿曰：唐王燾所集《外臺》一書，則纂集自漢以來諸方，滙萃成書，而歷代之方於焉大備。但其人本非專家之學，故無所審擇以爲指歸，乃醫方之類書也。然唐以前之方，賴此書以存，其功亦不可泯。但讀之者苟胸中無成竹，則衆說紛紛，群方淆雜，反茫然失其所據。（《醫學源流論》）

《四庫全書提要》曰：《外臺秘要》四十卷，唐王燾撰。燾，郿人，王珪孫也。《唐書》附見《珪傳》，稱其性至孝，爲徐州司馬。毋有疾，彌年不廢帶，視絮湯劑（案：「視絮」二字未詳，然王海所引亦同，是宋本已然，姑仍其舊）。數從高醫游，遂窮其術，因以所學作外臺秘要，討繹精明，世寶爲。歷給事中、鄴郡太守。藝文志載外臺秘要四十卷，又外臺要略十卷，今要略久佚，惟秘要尚傳。此本爲宋治平四年孫兆等所校，明程衍道所重刻，前有天寶十一載燾自序，又有皇祐二年内降劄子及兆校上序。其卷首題林億等名，考書録解題引宋會要云云，則卷首題林億名，乃統以一局之長，故有等字也。燾居館閣二十餘年，多見宏文館圖籍方書，其作是編則成於守鄴時，其結銜稱持節鄴郡諸軍事兼守刺史，故曰外臺（宋猗覺寮雜記曰：外臺見唐高元裕傳，故事三司監院官帶御史者號外臺）。書録解題作外臺秘要方，自序亦同，唐書及孫兆序中皆無方字，蓋相沿省其文耳。書分一千一百四門，皆先論而後方。其論多以巢氏病源為主，每條下必詳註原書在某卷。世傳引書註卷第，有李涪刊誤及程大昌演繁露，而不知例創於燾，可以見其詳確。其方多古來專門秘授之遺。陳振孫在南宋末已稱所引小品、深師、崔氏、許仁則、張文仲之類，今無傳者，猶間見於此書。今去振孫四五百年，古書益多散佚，惟賴燾此編以存，彌可寶貴矣。其間及禁術，蓋千金翼方已有此例。唐小說載賈耽以千年梳治蝨瘕為異聞，其方乃出於此書第十二卷中。宋小說載以念珠取誤吞漁鉤為奇伎，其方乃在今八卷中。又唐制臘日賜口脂面藥，今不知為何物，其方亦具在三十一卷中皆足以資博物三十七卷三十八卷皆乳石論世説載何晏稱服五石散令人神情開朗玉臺新詠有姬人怨服散詩蓋江左以来用爲服食之術今無所用又二十八卷載猫鬼野道方與巢氏病源同亦南北朝時鬼病唐以後絶不復聞然存之亦足資考訂也衍道刻此書頗有校正惟不甚解唐以前語與後世多異如痢門稱療痢稍較衍道註曰較宋疑誤考唐人方言以稍可爲校故薛能黄蜀葵詩有記得玉人春病較句馮班校才調集辨之甚明衍道知其有誤而不知較爲校誤猶爲未審然大致多所訂定故今亦竝存爲

桉外臺有三義逸周書王會解曰受贄者八人東面者

四人。陳幣當外臺。又魏志王肅傳註曰。薛夏太和中。以公事移蘭臺。蘭臺自以臺也。而秘書署耳。推使當有坐者。夏報之曰。蘭臺為外臺。秘書為內閣。臺閣一也。何不相移之有。又唐書高元裕傳所載。三司監院官帶御史者。趙升朝野類要曰。安撫轉運提刑提舉。實分御史之權。亦似漢繡衣之義。而代天子巡狩也。故曰外臺。考王燾所以命是書。其自序。署曰銀青光祿大夫持節鄴郡諸軍事兼守刺史上柱國清源縣開國伯。而不載帶御史。則提要所謂是編成於守鄴時。故稱外臺者。恐未的確。自序又曰。兩拜東掖。便繁臺閣二十餘歲。久知弘文館圖籍方書等，踪是覩奥升堂，皆探其秘要云，據此其義取魏志蘭臺為外臺之謂者也，先考弟子辻本崧菴崧目，王燾傳所謂視絜湯藥者，提要以爲未詳，誤，曲禮云，毋絜羹，鄭玄注，絜猶調也，釋文，絜，紉慮反，謂加以鹽梅也，視絜即調劑之義也，

外臺要略

新唐志十卷

佚

徒都子膜子外氣方（宋志作膜外氣方）

崇文總目一卷

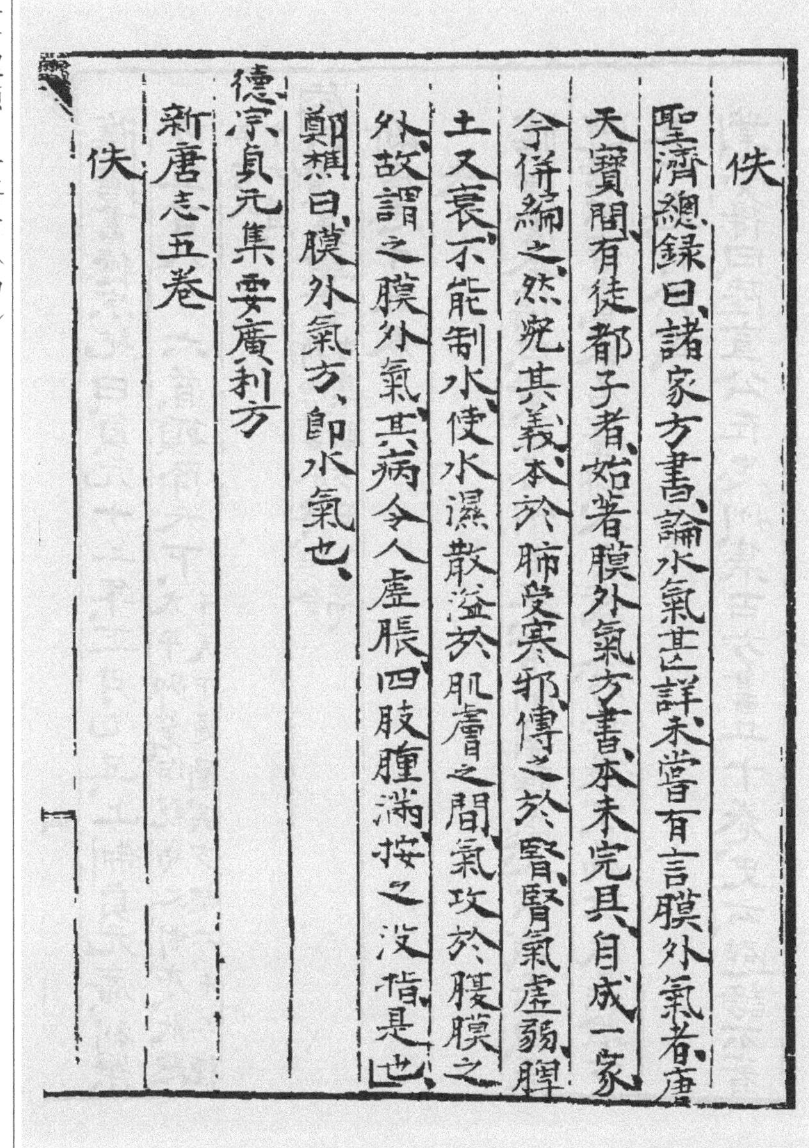
佚

聖濟總録曰、諸家方書、論水氣甚詳、未嘗有言膜外氣者、唐天寶間有徒都子者、始著膜外氣方書、本末完具、自成一家、今併編之、然究其義、本於肺受寒邪、傳之於腎、腎氣虛弱、脾土又衰、不能制水、使水濕散溢於肌膚之間、氣攻於腹膜之外、故謂之膜外氣、其病令人虛脹、四肢腫滿、按之沒指是也、

鄭樵曰、膜外氣方、即水氣也、

德宗貞元集要廣利方

新唐志五卷

佚

舊唐書德宗紀曰，貞元十二年，正月乙丑，上制貞元廣利藥方五百八十六首，頒降天下。太平御覽作親爲之制序，散題于天下通衢，其方總六千三種。三百八十六首。

陸氏贄集驗方 新唐書本傳作今古集驗方五十篇。

新唐志十五卷

佚

舊唐書本傳曰，贄在忠州十年，常閉關靜處，人不識其面，復避謗不著書，家居瘴鄉，人多癘疫，乃抄撮方，爲陸氏集驗方五十卷，行於世。

葉夢得曰，陸宣公在忠州，集古方書五十卷，史云，避謗不著書故畢爾避謗不著書可也何用集方書哉或曰忠州邊蠻夷多瘴癘宣公多疾蓋將以自治尤非也宣公豈以一己爲休戚者乎是殆援人於疾若死亡而不得者猶欲以是見之在它人不可知若宣公此志必矣（避暑錄話）

趙希弁曰陸宣公經驗方二卷右唐陸宣公贄在忠州時所集而山陰陸游所跋也或問朱文公曰陸宣公既避謗閉門不著書祇爲古今集驗方云此亦未見陸宣公是處豈無聖經賢傳不以傳可以玩索可以討論

楊萬里跋曰陸宣公之貶也杜門集古方書而已或曰避謗者歟或曰窮而不怨也楊子曰宣公之心利天下而已矣其

用也，則醫之以奏議，其不用也，則醫之以方書。有用有不用者，宣公之身也；宣公之心，亦有用有不用乎哉。文集

李氏暅嶺南脚氣論

新唐志一卷

佚

新唐書宰相世系表曰：李暅，長州主簿。

脚氣方

新唐志一卷

佚

青溪子萬病拾遺 宋志作李温。

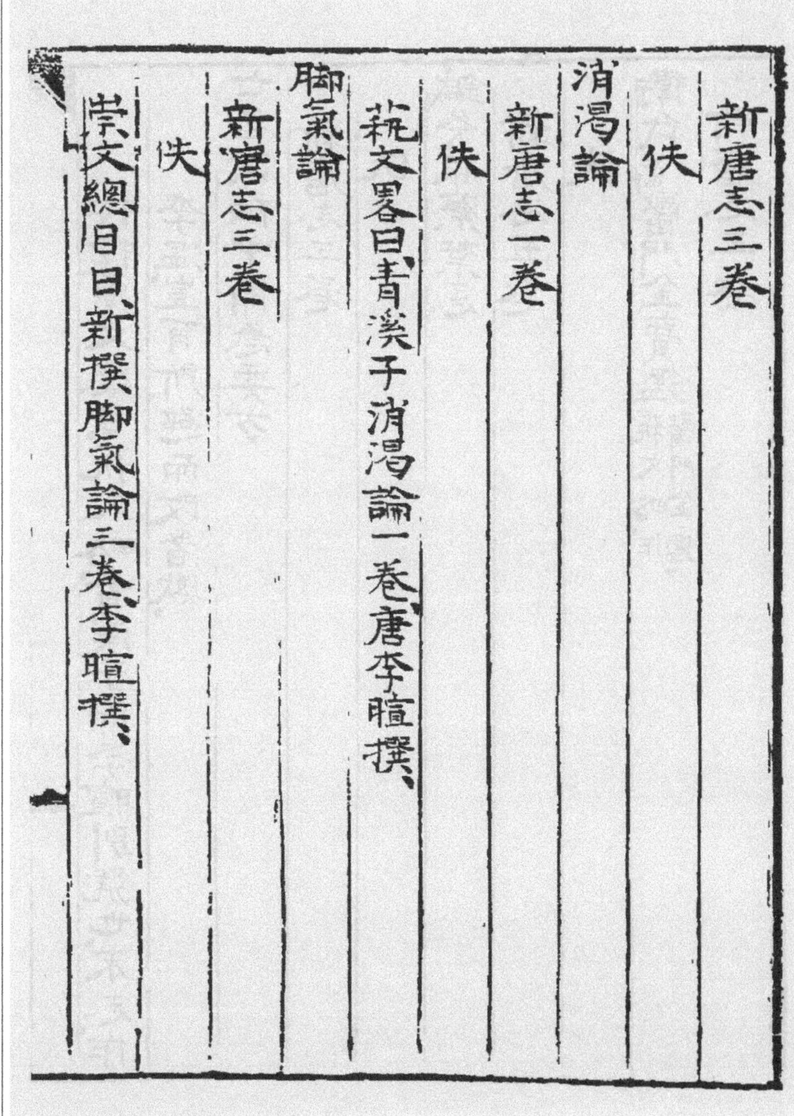

新唐志三卷

佚

消渴論

新唐志一卷

佚

菘文畧曰、青溪子消渴論一卷、唐李暄撰、

脚氣論

新唐志三卷

佚

崇文總目曰、新撰脚氣論三卷、李暄撰、

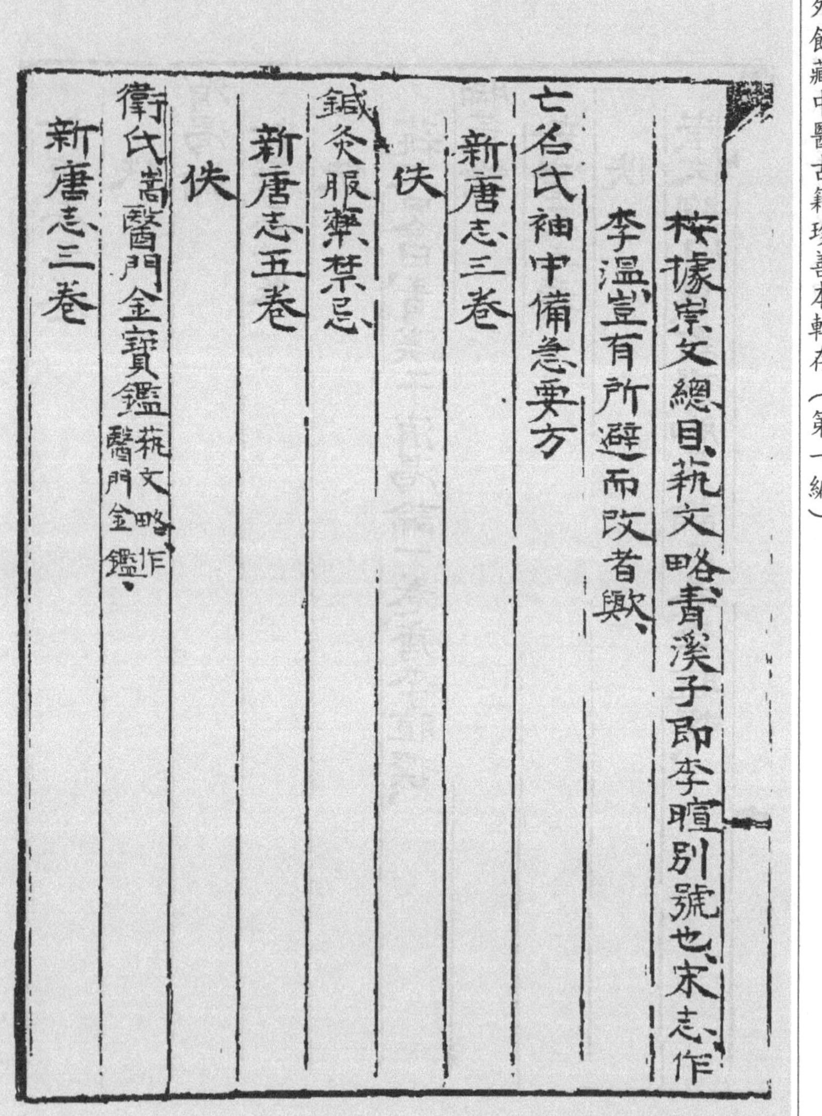

按據崇文總目、藝文略、青溪子即李暄別號也、宋志作

李溫、豈有所避而改者歟、

亡名氏袖中備急要方

新唐志三卷

佚

鍼灸服藥禁忌

新唐志五卷

佚

衛氏嵩醫門金寶鑑藝文略作醫門金鑑。

新唐志三卷

佚

醫籍考卷四十三

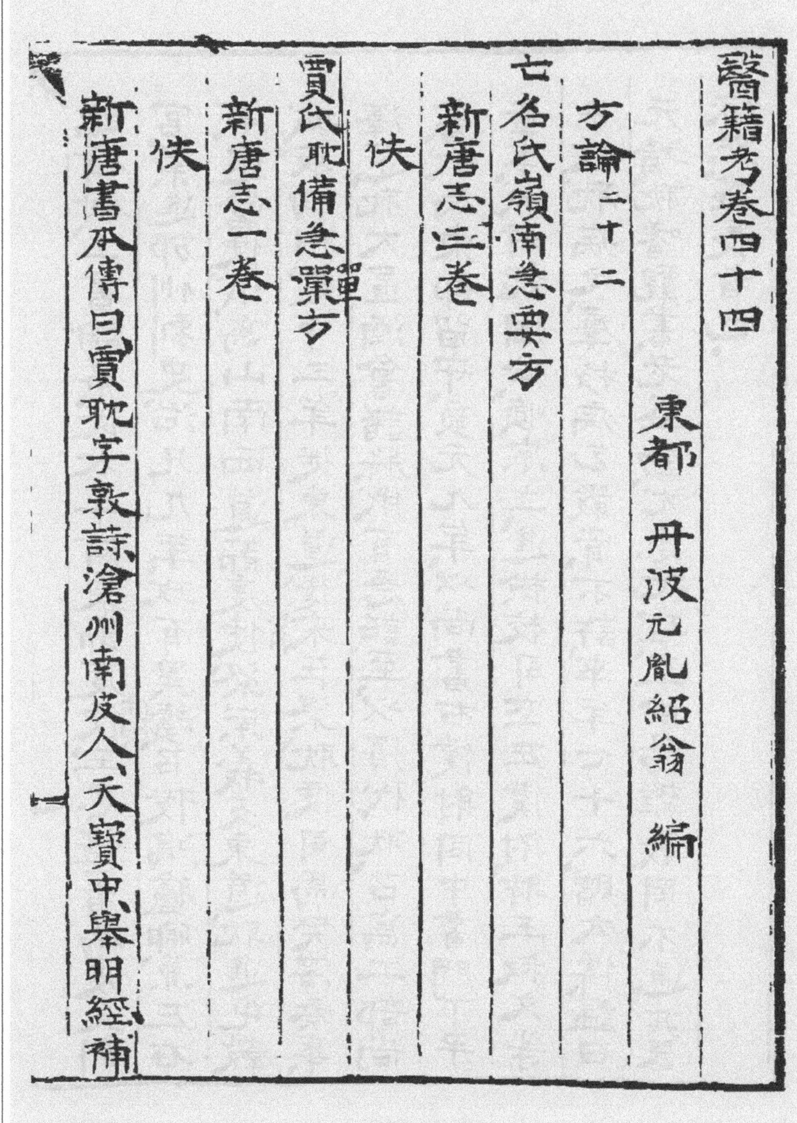

醫籍考卷四十四

東都　丹波元胤紹翁　編

方論二十二

古名氏嶺南急要方

新唐志三卷

佚

賈氏耽備急單方

新唐志一卷

佚

新唐書本傳曰：賈耽字敦詩，滄州南皮人，天寶中，舉明經，補臨清尉、上書論事從太平河東節度使王思禮署爲度支判官、累進邠州刺史治凡九年、政有異續、召授鴻臚卿兼左右威遠營使、俄爲山南西道節度使、梁崇義反東道、耽進屯穀城取均州、建中三年、從東道德宋在梁、耽使司馬樊澤奏事、澤還、耽大置酒會諸將、俄有急詔至、以澤代耽、召爲工部尚書、俄爲東都留守、貞元九年、以尚書右僕射同中書門下平章事、俄封魏國公、順宗立、進檢校司空左僕射、時王叔文等干政、耽病之、屢移病乞骸骨、不許、卒年七十六、贈太傅、謚曰元靖、耽嗜觀書、老益勤、尤悉地理、至陰陽雜數罔不通、其器恢然、益長者也、

劉氏禹錫傳信方

新唐志二卷

佚

唐才子傳曰、劉禹錫字夢得、中山人、貞元九年進士、又中博學宏詞科、工文章、時王叔文得幸、禹錫與之交、嘗稱其有宰相器、朝廷大議、多引禹錫及柳宗元、與議禁中、判度支鹽鐵按憑藉其勢、多中傷人、御史竇群劾云挾邪亂政、即日罷、憲宗立、叔文敗、斥朗州司馬、州接夜郎、俗信巫鬼、每祠歌竹枝鼓吹俄延、其聲傖儜、禹錫謂屈原居沅湘間、作九歌、使楚人以迎接神、乃倚聲作竹枝辭十篇、武陵人悉歌之、始坐叔文貶者、雖赦不原、宰相哀其才且困、將澡用之、乃悉詔補遠州刺史、諫官奏罷之、時久落魄、鬱鬱不自抑、其吐辭多諷託、遠意感權臣、而憾不釋、久之召還、欲任南省郎、而作玄都觀看花君子詩、語譏忿、當路不喜、又謫守播州、中丞裴度言、播猿狖所宅、且其母年八十餘、與子死決、恐傷陛下孝治、請稍內遷、乃易連州、又徙夔州、後由和州刺史、入為主客郎中、至京、後遊玄都詠詩、且言始謫十年、還輦下、道士種桃、其盛若霞、又十四年而來、無復一存、唯兔葵燕麥、動搖春風耳、權近聞者益薄其行、裴度薦為翰林學士、俄分司東都、遷太子賓客、會昌時、加檢校禮部尚書、卒、公恃才而放、心不能平、行年益

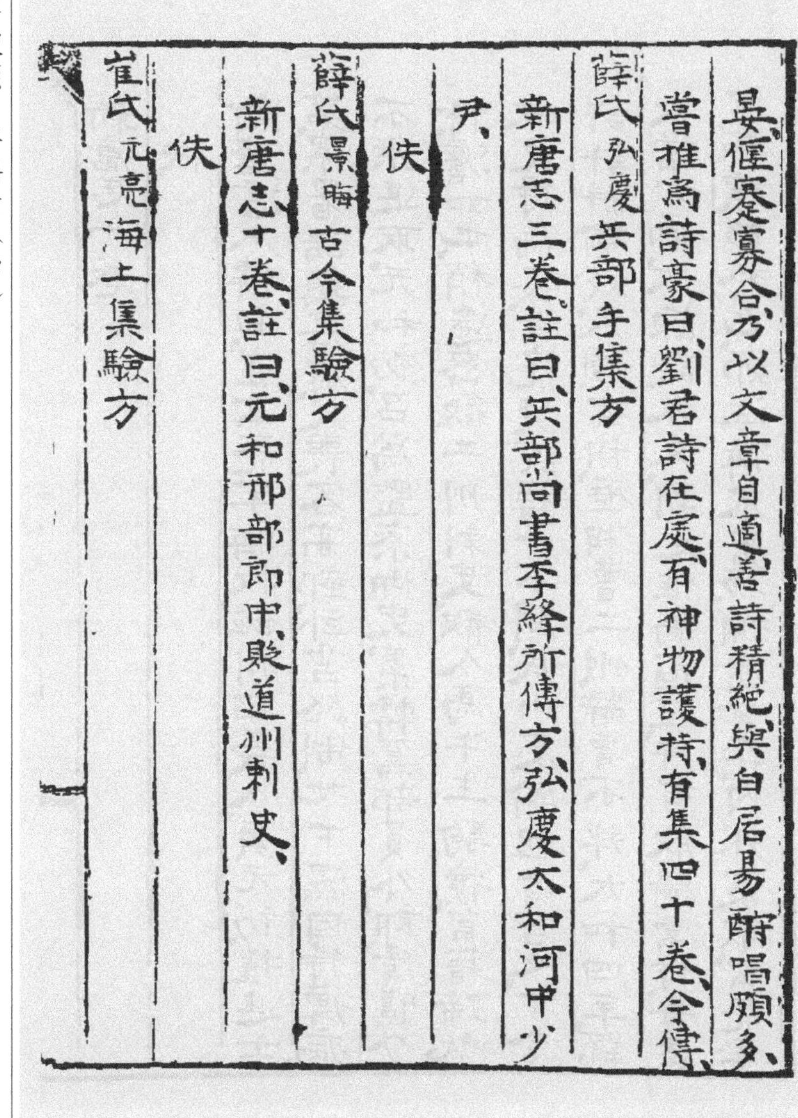

晏偃蹇寡合，乃以文章自適，善詩，精絕，與白居易酬唱頗多，嘗推爲詩豪，曰：「劉君詩在處，有神物護持。」有集四十卷，今傳。

薛氏弘慶兵部手集方

新唐志三卷。註曰：兵部尚書李絳所傳方，弘慶太和河中少尹。

佚

薛氏景晦古今集驗方

新唐志十卷。註曰：元和刑部郎中，貶道州刺史。

佚

崔氏元亮海上集驗方

新唐志十卷

佚

新唐書本傳曰、崔玄亮字晦叔、磁州昭義人、貞元初、擢進士第、累署諸鎮幕府、父喪客高郵、卧苫終制、地下濕、因得痺病、不樂進取、元和初、召爲監察御史、累轉駕部員外郎、清慎守恃澹如也、稍遷密歙二州刺史、歙人馬牛生駒犢官籍蹄噭故吏得爲姦、玄亮焚其籍一不問、民山處輸租者苦之、下令許計斛輸錢、民賴其利、歷湖曹二州、辭曹不拜、太和四年、繇太常少卿改諫議大夫、朝廷惟爲宿望、拜右散騎常侍、每遷官輒讓、形於色、鄭注構宋申錫、捕逮倉卒、内外震駭、玄亮率諫官叩延英苦諍亟復數百言文宗未諭玄亮置笏在陛曰孟軻有言衆人皆曰殺之未可也卿大夫皆曰殺之未可也天下皆曰殺之然後察之乃寘於法今殺一凡庶當稽典律況欲誅宰相乎臣爲陛下惜天下法不爲申錫言也俯伏流涕帝感悟衆亦服其不撓繇此名重朝廷頃之移疾歸東都召爲虢州刺史卒年六十六贈禮部尚書玄亮晩好黄老清静術故所居官未久輒去遺言山東士人利便近皆葬兩都吾族未嘗遷當歸葬滏陽正首丘之義諸子如命

鄭氏注藥方

新唐志一卷

佚

按新唐書、鄭注絳州翼城人、世微賤、以方伎遊江湖間、大和末、仕至檢校尚書左僕射鳳翔隴右節度使、與李訓等謀誅宦者、事敗被殺、

韋氏宙集驗獨行方

新唐志十二卷

佚

新唐書韋丹傳曰、丹子宙、權蔭累調河南府司録參軍、李班表河陽幕府、宣宗謂宰相擇曰、丹有子否、以宙對、帝曰、與好官、乃拜侍御史三遷度支郎中、盧鈞節度支郎表宙為副、時

回鶻已破，諸部入塞下，剽殺吏民，鈞欲得信，重吏視邊寨，請往。目定襄、雁門、五原，絶武州塞，略雲中，踰句注，徧見酋豪，鐫諭之，視亭障守卒，增其稟約，吏不得擾，以兵侵諸戎，犯者死，於是三部六蕃諸種皆信悦。召拜吏部員中，出爲永州刺史，還爲大理少卿。父之拜江西觀察使，政簡易，南方以爲世官。遷嶺南節度使，南詔陷交阯，撫兵積餫，以幹聞，加檢校尚書左僕射、同中書門下平章事，咸通中卒。

玉壺備急方 崇文總目，作別集玉壺備急大方。

宋志三卷 崇文總目作一卷。

佚

司空氏輿發焰録

新唐志一卷，註曰：圖父，大中時商州刺史。

佚

舊唐書司空圖傳曰：圖父輿，精吏術。大中初，户部侍郎盧弘正領鹽鐵，奏輿爲安邑兩池榷鹽使、檢校司封郎中。先是，鹽法條例疎闊，吏多犯禁，輿乃特定新法十條奏之，至今以爲便。入朝爲司門員外郎，遷户部郎中，卒。

許氏詠六十四問 宋志作六十四問。方秘要方註曰：詠一作泳。

新唐志一卷

佚

按新唐書宗室傳曰、永安壯王孝基曾孫涵子鷂、貞元初爲饒州別駕、妾高以善歌入宫、因御醫許泳通書、坐誅、宋志註、作許詠、宣其人歟、

青蘿子道光通元秘要術（崇文總目、無青蘿子道光五字、不著撰人名氏、）

新唐志三卷、註曰、失姓、咸通人、

佚

荀氏長文啓玄子元和紀用經

宋志一卷

存

工部尚書致仕許寂序曰、昭皇在御、余嘗布衣奉詔、講易禁

殿竹言驚俗尋乞還山茹芝採藥與羽人梁自然爲山水師
友丹竈之外傳究經方拯世治人歲千百數春和秋爽多歷
名山一日授余啓元三章曰君食熟酪可施此藥余雖敬受
莫測其所謂也後辟兵入蜀方悟熟爲蜀因施藥治人多獲
康愈由是蜀人遂無夭枉同光從王入朝鬢髮已衰旋乞致
仕卜林泉於洛居歲餘又悟酪爲洛自洛以得藥起死者不
可勝數白牛師詣歷驗無差食於蜀食洛余神其事乃書經
之首以傳後世

程永培跋曰宋史藝文志載有啓元子元和紀用經一卷世
傳絶少李時珍著本草綱目引用方書無所不採而獨遺此

蜀洛

卷、或未嘗寓目耶、王肯堂準繩曾引其說、以後諸家絕未見有用其方者、今按此卷乃傳自越之許寂、寂本四明山道士、後至蜀、歷官至尚書、蜀降唐、遂家於洛、寂於嵩郡治人病、無不愈、余偶得之、如獲至寶、是夜虛室生白、乃此書之光也、孰方療病、輒應手愈、第本有闕字、然本亦不刊、留之以待補者、余乃據啓元子素問原註補之、尚有不及補者、則目力所限、考據難周、又不敢參以私意、仍留本以俟博覽君子、

按乾隆中、程永培刊六醴齋叢書、收有是書、無業長文序、題云唐啓玄子王冰著、又有許寂序、所言虛誕難信、然檢其文、決非宋以後物、且與陳氏三因方所引相合、

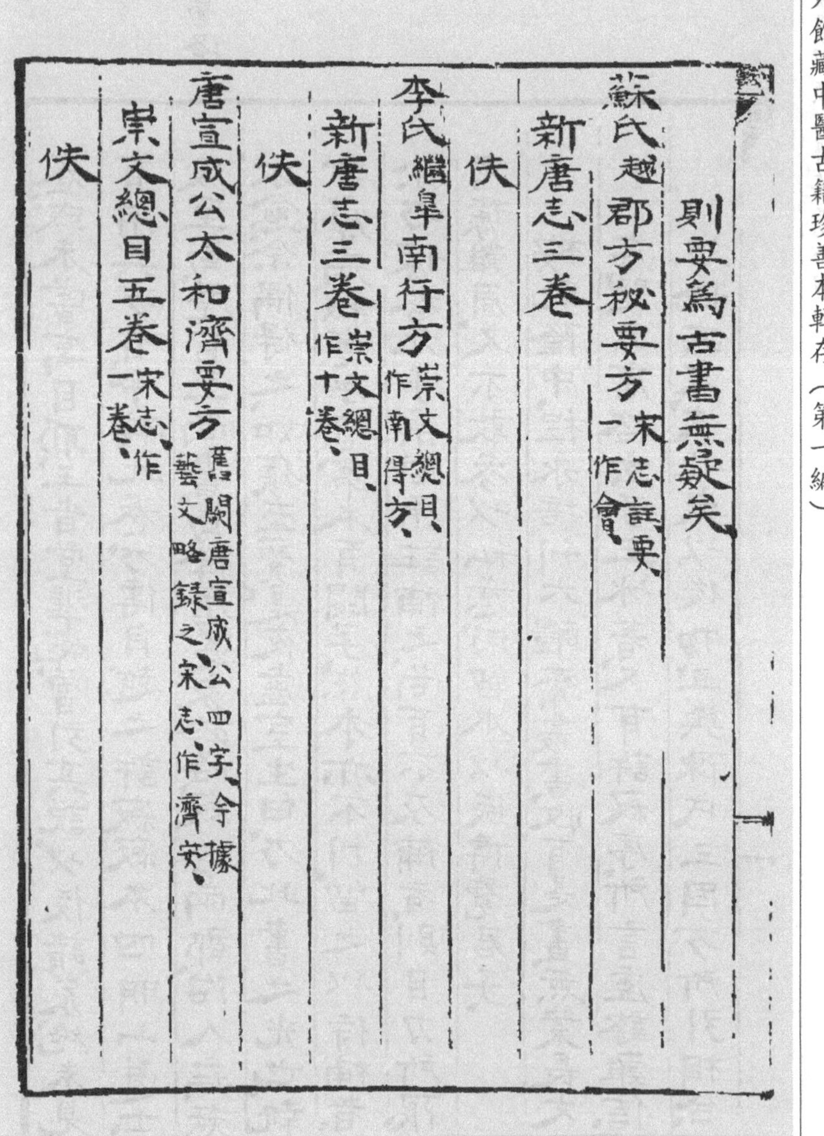

則要爲古書無疑矣

新唐志三卷

佚

蘇氏越郡方秘要方 宋志註要一作會

新唐志三卷 崇文總目作十卷

佚

李氏繼皐南行方 崇文總目作南得方

唐宣成公太和濟要方 舊闕唐宣成公四字今據藝文略錄之宋志作濟要

崇文總目五卷 宋志作一卷

佚

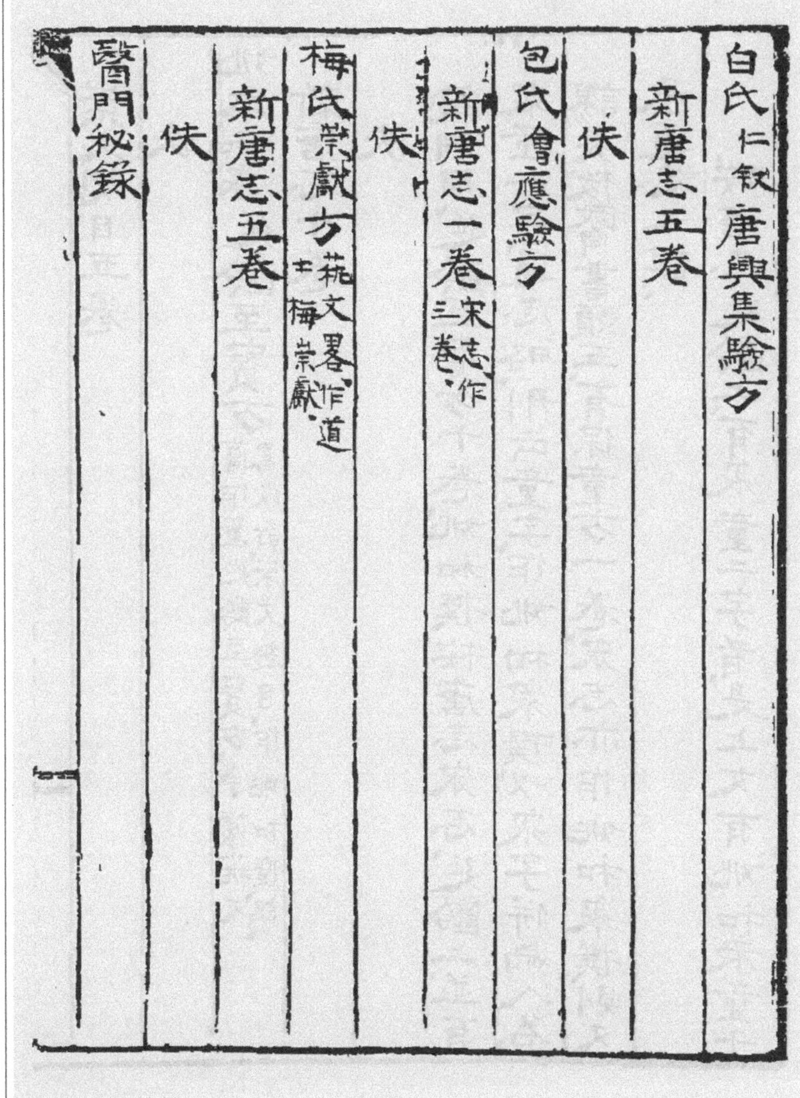

白氏仁叙唐興集驗方

新唐志五卷

佚

包氏會應驗方

新唐志一卷宋志作三卷

佚

梅氏崇獻方藝文畧作道士梅崇獻

新唐志五卷

佚

醫門秘錄

崇文總目五卷

佚

姚氏和衆延齡至寶方舊作童延齡至寶方、今據蓺文畧改訂、崇文總目作姚和撰誤、

新唐志十卷

佚

錢侗曰、延齡至寶方十卷、姚和撰、按唐志宋志、延齡上並有衆童二字、通志畧、刪去童字、作姚和衆撰、以衆字倂爲人名謬矣、後醫書類五、有保童方一卷、宋志亦作姚和衆撰、則又承通志之誤、

桉唐志延齡上、有衆童二字者、是上文有姚和衆童子

秘訣二卷、故誤添此字、錢侗謂以衆字併爲人名謬此說又非、證類本草多引姚和衆方、

李氏昭明嵩臺集

新唐志三卷

佚

陳氏元北京要術

新唐志一卷、註曰元爲太原少尹、崇文總目作二卷、

佚

冊府元龜曰、陳立京兆人、家世爲醫、後唐明宗朝、爲太原少尹集平生驗方七十五首、并修合藥法百件、號曰要術、刊石

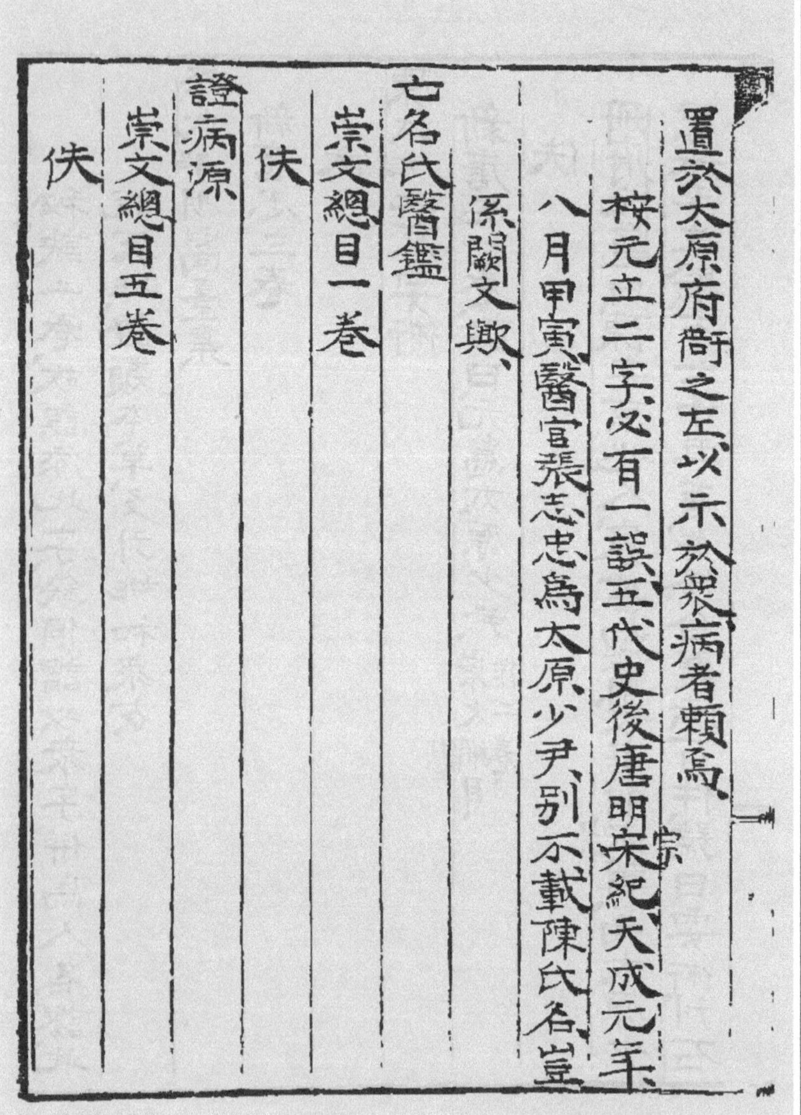

置於太原府衙之左以示於衆病者賴焉

桉元立二字必有一誤五代史後唐明宗紀天成元年八月甲寅醫官張志忠爲太原少尹別不載陳氏名豈

係闕文歟

亡名氏醫鑑

崇文總目一卷

佚

證病源

崇文總目五卷

佚

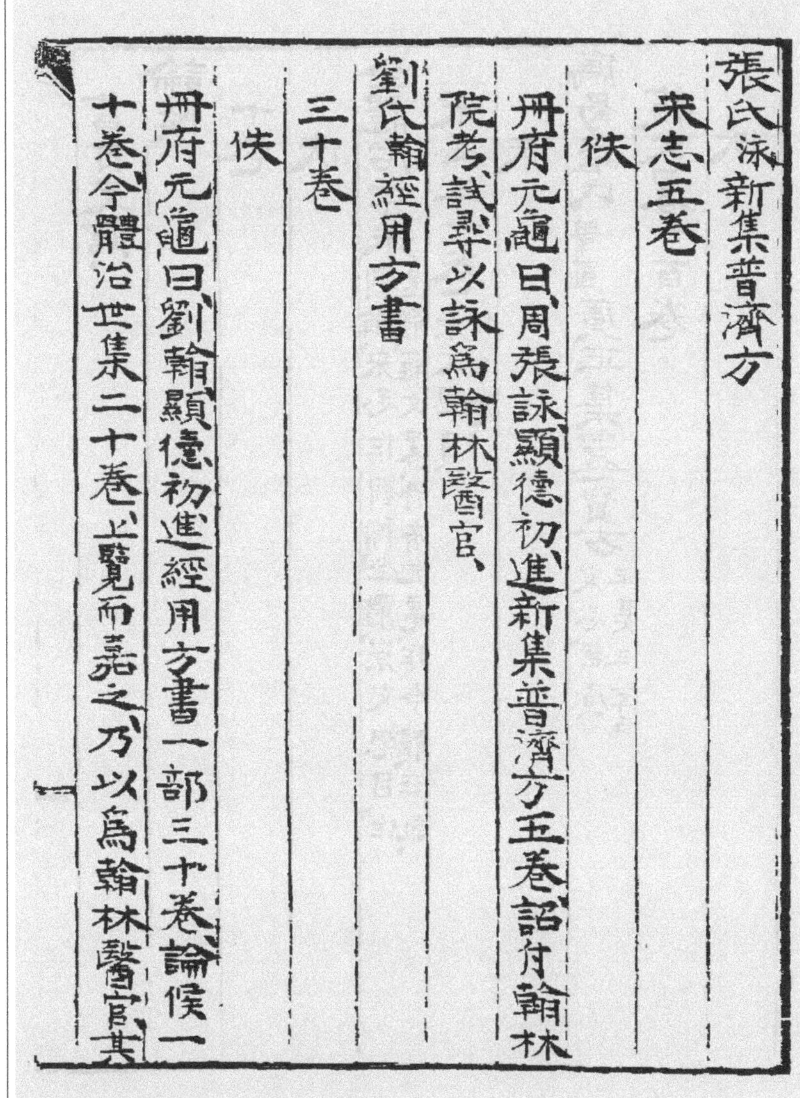

張氏詠新集普濟方

宋志五卷

佚

册府元龜曰、周張詠顯德初進新集普濟方五卷詔付翰林院考試尋以詠爲翰林醫官、

劉氏翰經用方書

三十卷

佚

册府元龜曰劉翰顯德初進經用方書一部三十卷論候一十卷今體治世集二十卷上覽而嘉之乃以爲翰林醫官其

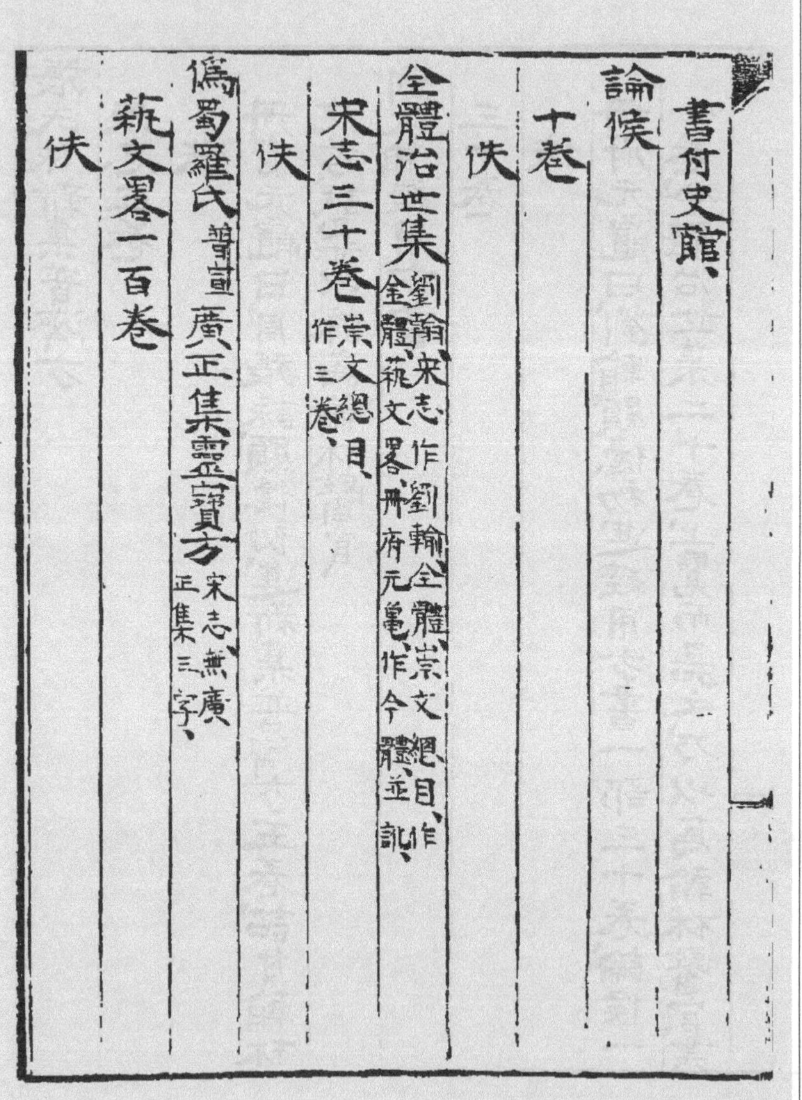
書付史館、

論候

十卷

佚

全體治世集劉翰、宋志作劉輸全體、崇文總目作全體藥文畧冊府元龜作今體、並訛、

宋志三十卷崇文總目作三卷、

佚

僞蜀羅氏普宣廣正集靈寶方宋志無廣正集三字、

藥文畧一百卷

佚

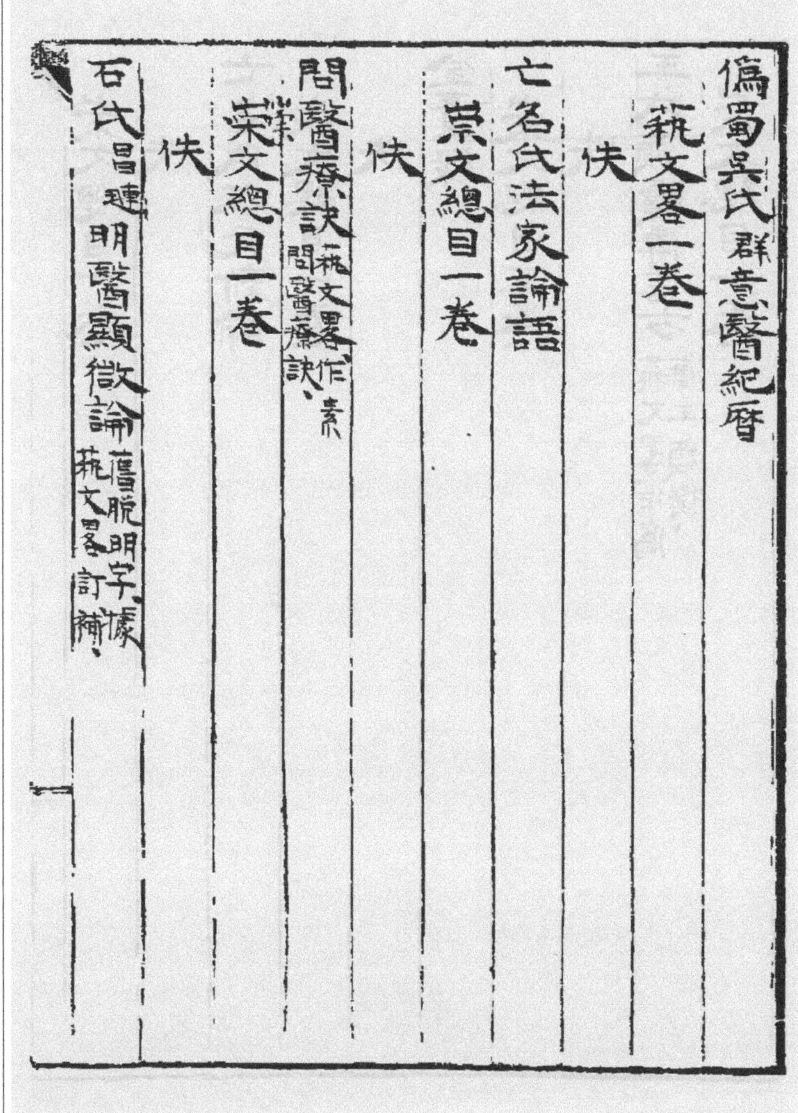

僞蜀吳氏群意醫紀曆

藝文畧一卷

佚

亡名氏法家論語

崇文總目一卷

佚

問醫療訣藝文畧作素問醫療訣、

崇文總目一卷

佚

石氏昌璉明醫顯微論舊脫明字，據藝文畧訂補、

崇文總目一卷

佚

亡名氏大元新論

崇文總目一卷

佚

金匱録

崇文總目五卷

佚

王氏顔續傳信方 蓺文畧作僞唐王顔撰

崇文總目十卷

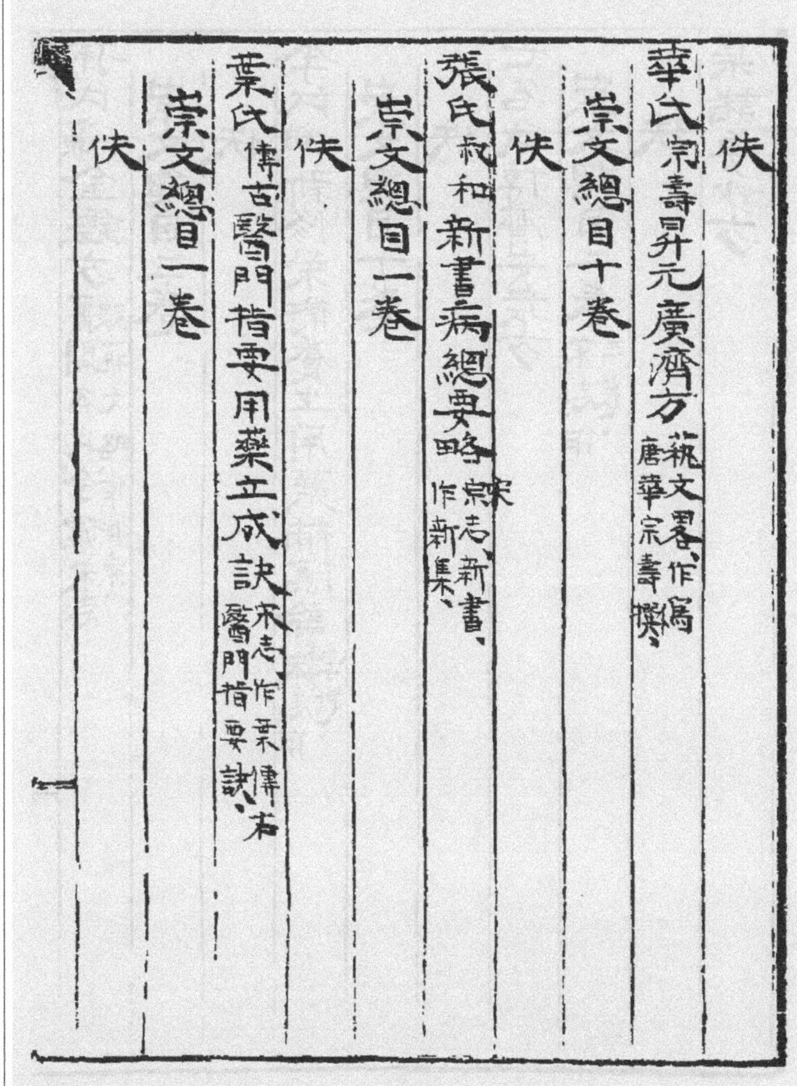

佚

華氏宗壽昇元廣濟方（藝文畧、作爲唐華宗壽撰、）

崇文總目十卷

佚

張氏叔和新書病總要略（宋志、新書、作新集、）

崇文總目一卷

佚

葉氏傳古醫門指要用藥立成訣（宋志、作葉傳古醫門指要訣、）

崇文總目一卷

佚

孫氏廉金鑑方舊闕名氏今據宋志錄通志文略作孫兼

崇文總目三卷

佚

李氏鍼新修榮衛養生用藥補瀉論宋志作李越

崇文總目十卷

佚

亡名氏博濟安衆方

崇文總目二卷宋志作三卷

佚

集諸要妙方

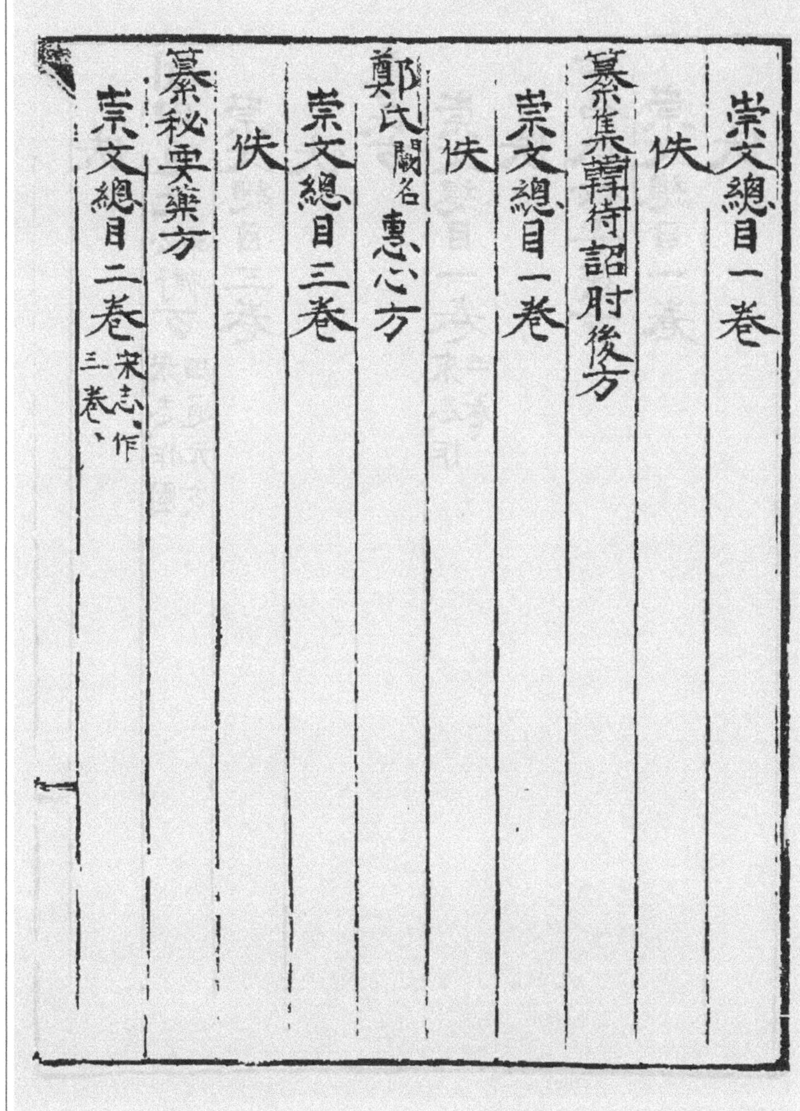
崇文總目一卷

佚

纂集韓待詔肘後方

崇文總目一卷

佚

鄭氏闕名惠心方

崇文總目三卷

佚

纂秘要藥方

崇文總目二卷宋志作三卷

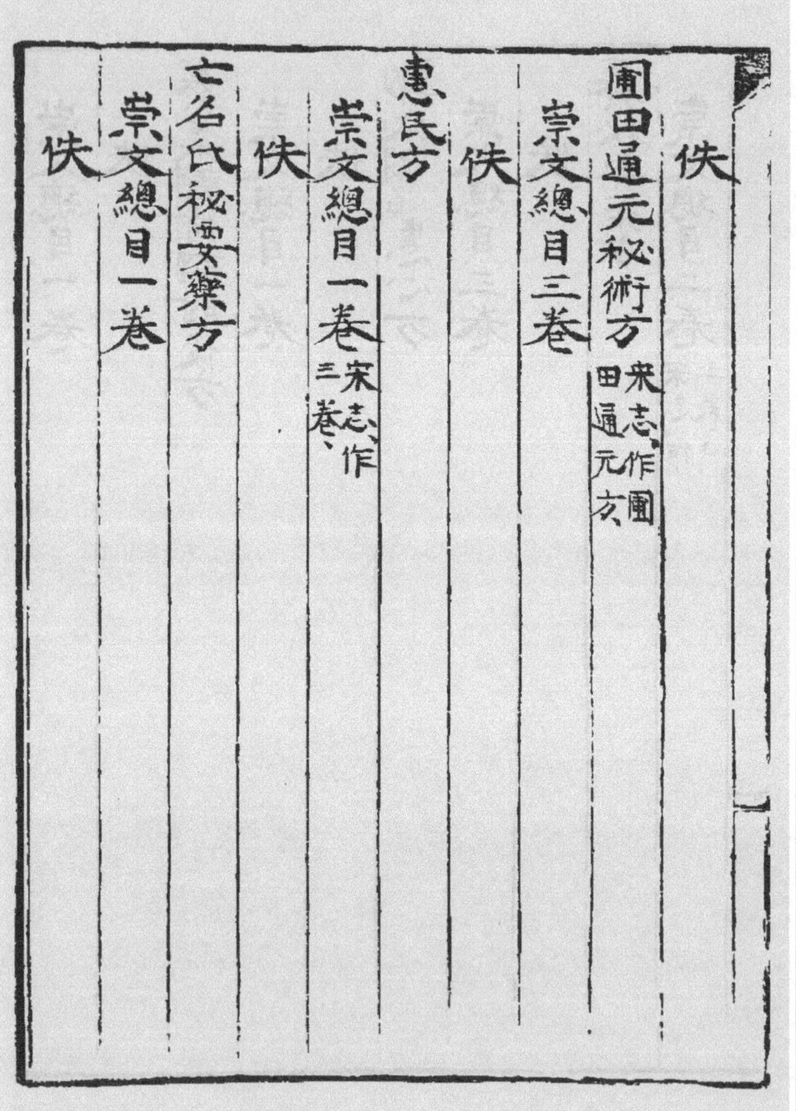
佚
圍田通元秘術方 宋志作圍田通元方
崇文總目三卷
佚
惠民方
崇文總目一卷 宋志作三卷
佚
亡名氏秘要藥方
崇文總目一卷
佚

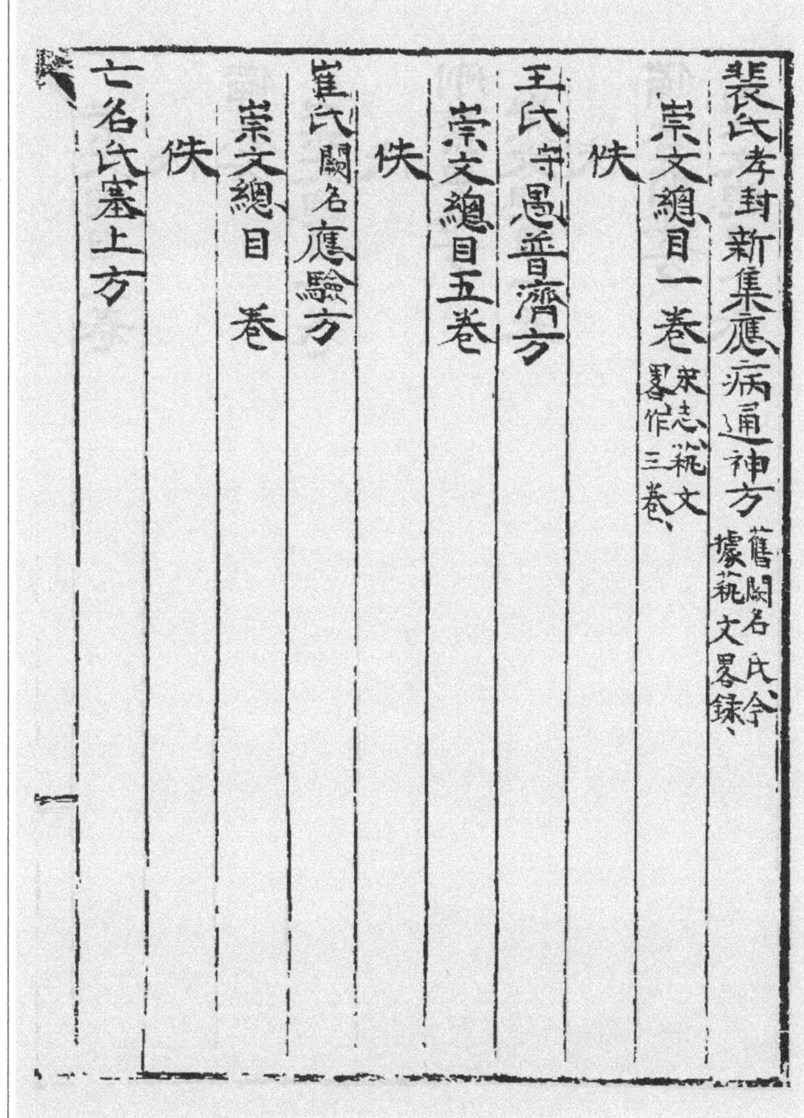

裴氏孝封新集應病通神方舊闕名氏，今據《𦾔文》、《畧録》。

崇文總目一卷宋志、《𦾔文》、《畧》作三卷。

佚

王氏守愚普濟方

崇文總目五卷

佚

崔氏闕名應驗方

崇文總目　卷

佚

亡名氏塞上方

崇文總目三卷

佚

備急方

崇文總目一卷

佚

删繁要略方

崇文總目一卷

佚

備急簡要方

崇文總目一卷

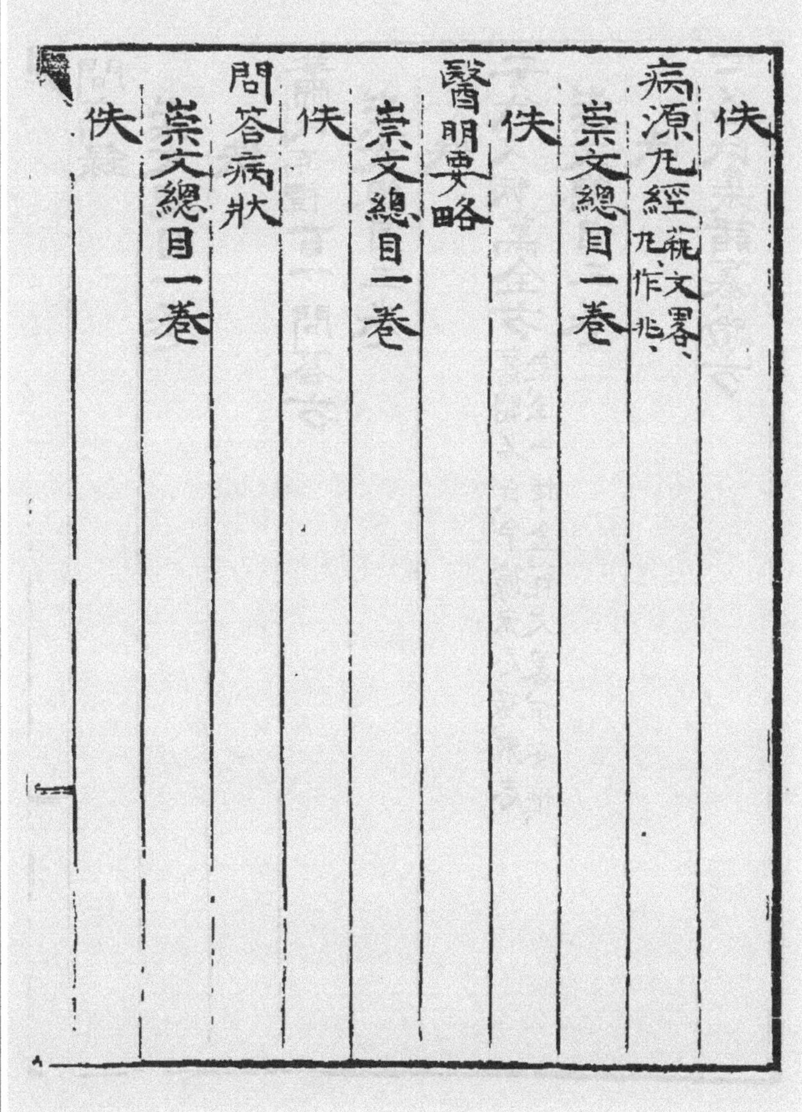

佚

病源九經秇文畧、九作非、

崇文總目一卷

佚

醫明要略

崇文總目一卷

佚

問答病狀

崇文總目一卷

佚

問病録

崇文總目一卷

佚

蕭氏存禮百一問答方

崇文總目三卷

佚

安氏文恢萬全方舊闕名氏今據宋志録宋志註全一作金通志秇文畧作安恢

崇文總目三卷

佚

亡名氏集諸纂驗方

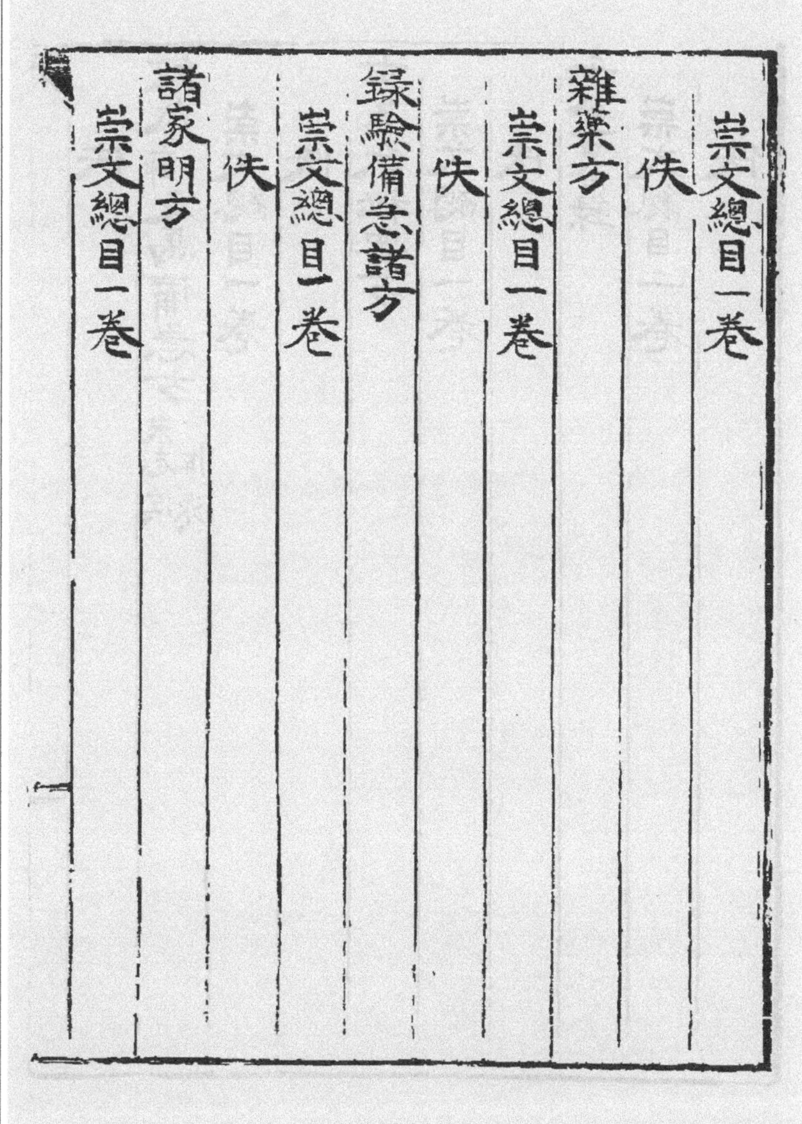

崇文總目一卷

佚

雜藥方

崇文總目一卷

佚

録驗備急諸方

崇文總目一卷

佚

諸家明方

崇文總目一卷

佚
段氏詠走馬備急方 宋志注一作詠
崇文總目一卷
佚
亡名氏秘要方
崇文總目一卷
佚
千金纂録
崇文總目二卷
佚

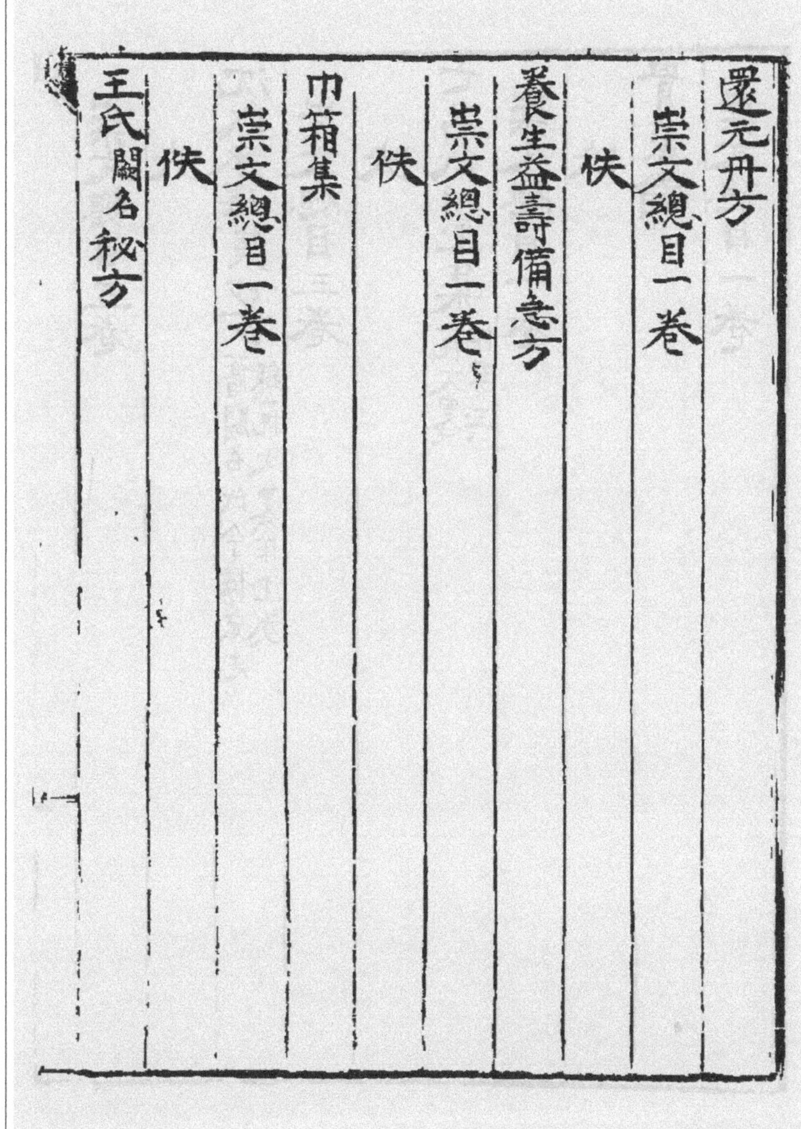
還元丹方
崇文總目一卷
佚
養生益壽備急方
崇文總目一卷
佚
巾箱集
崇文總目一卷
佚
王氏闕名秘方

崇文總目五卷

佚

沈氏承澤集妙方舊闕名氏，今據宋志録，菀文畧作沈承。

崇文總目三卷

佚

亡名氏川玉集菀文畧作穿玉。

崇文總目一卷

佚

骨蒸論

崇文總目一卷

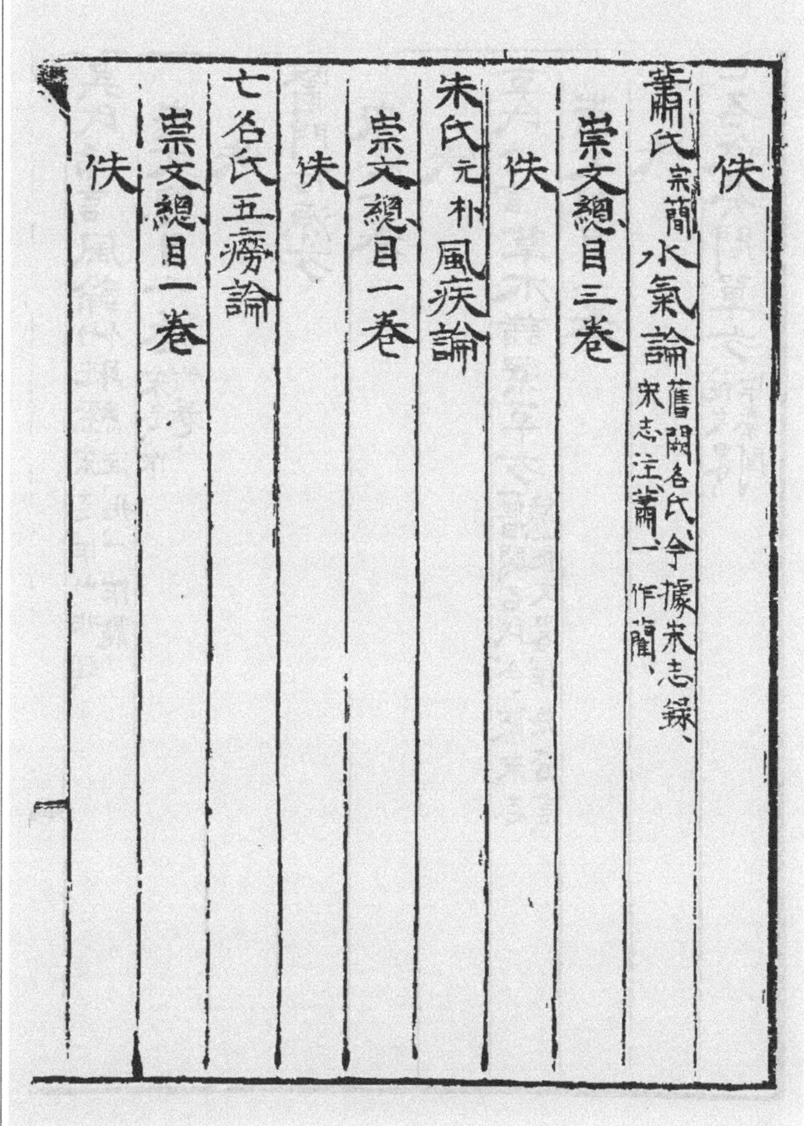

佚

蕭氏宗簡水氣論舊闕名氏，今據宋志録，宋志注蕭一作蔺。

崇文總目三卷

佚

朱氏元朴風疾論

崇文總目一卷

佚

亡名氏五癆論

崇文總目一卷

佚

吳氏希言風論仙眺經宋志作山兆經、注、兆、一作覷、

崇文總目二卷宋志作一卷、

佚

醫門括源方

宋志一卷

佚

章氏秀言草木諸藥單方舊闕名氏今據宋志錄、秘文畧作張秀言、

崇文總目一卷

佚

亡名氏奏問單方秘文畧作秦聞、

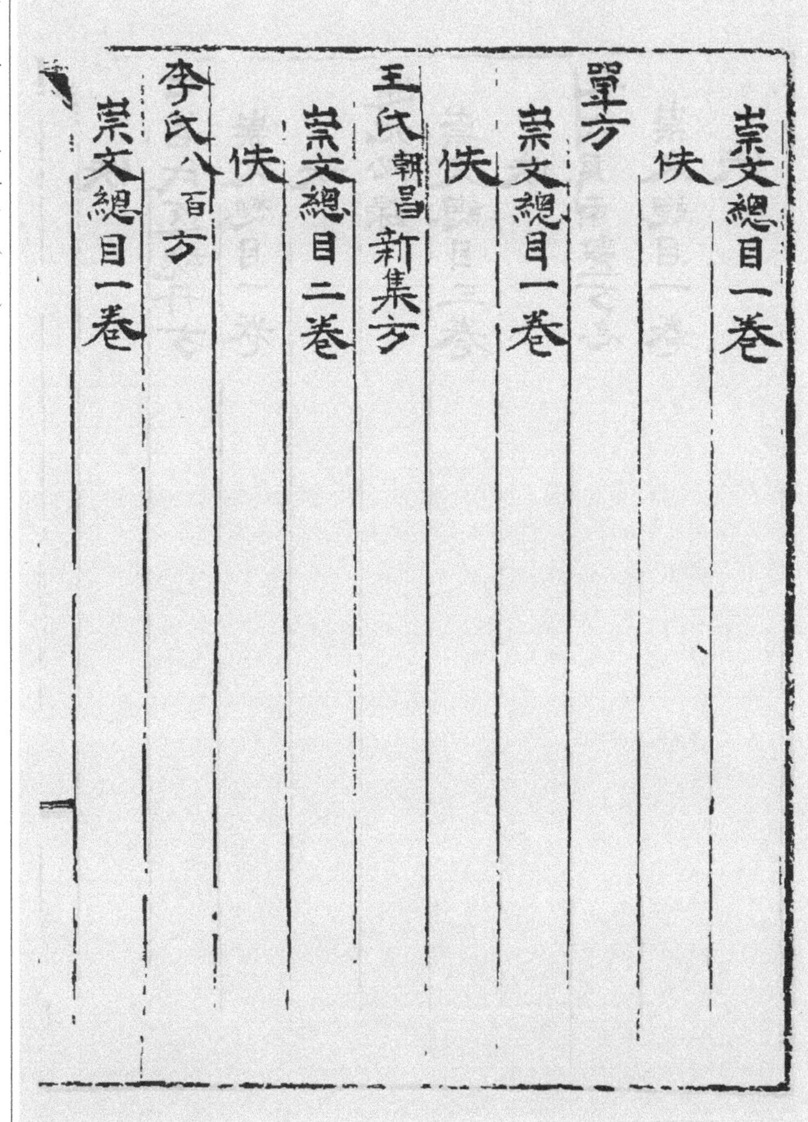

崇文總目一卷

佚

單方

崇文總目一卷

佚

王氏郭昌新集方

崇文總目二卷

佚

李氏八百方

崇文總目一卷

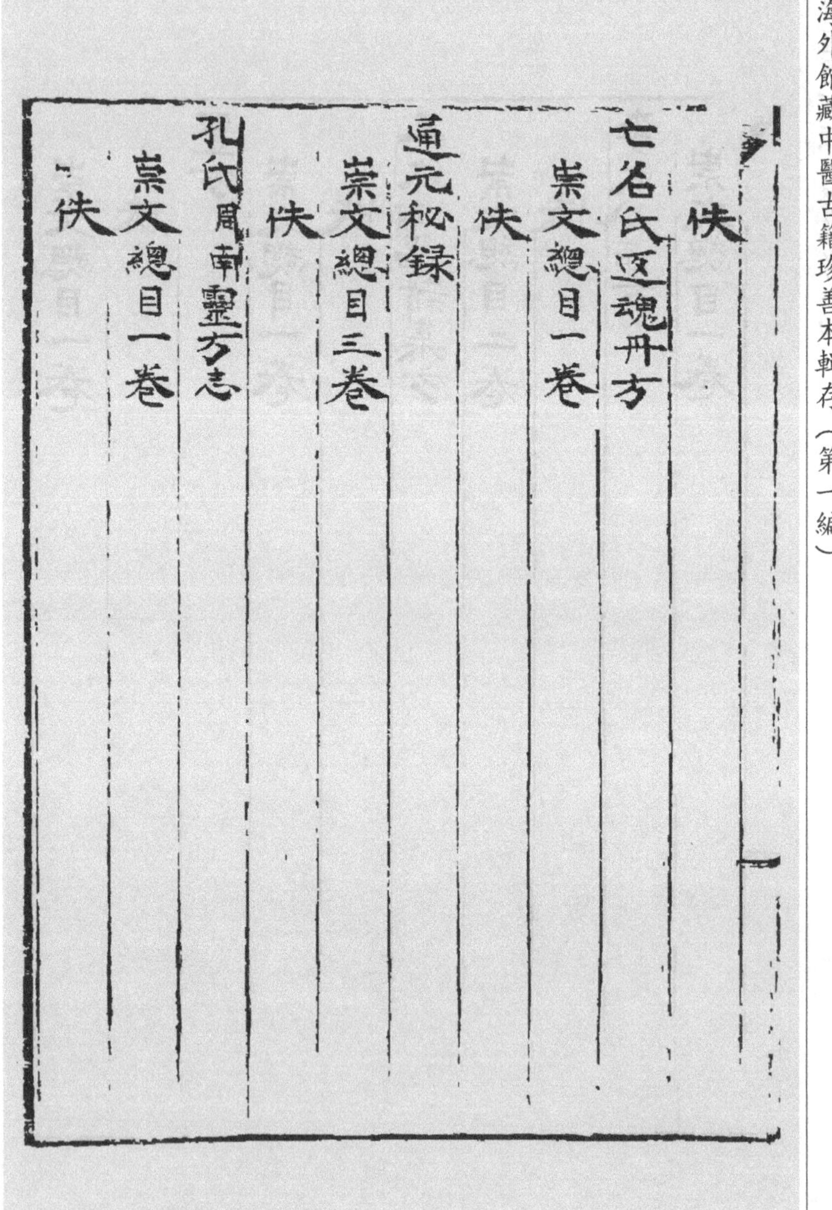
佚
亡名氏返魂丹方
崇文總目一卷
佚
通元秘録
崇文總目三卷
佚
孔氏周南靈方志
崇文總目一卷
佚

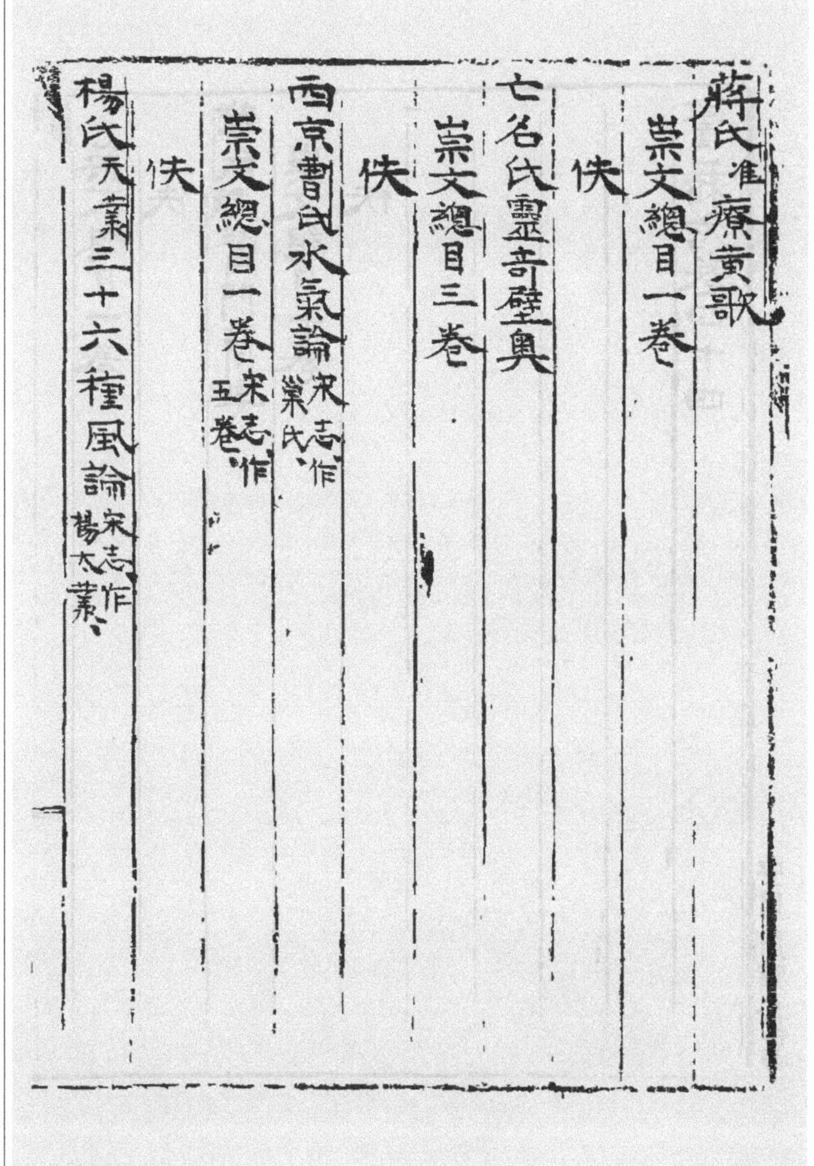

蔣氏（淮）療黄歌
崇文總目一卷
佚
亡名氏靈奇壁奥
崇文總目三卷
佚
西京曹氏水氣論（宋志作葉氏）
崇文總目一卷（宋志作五卷）
佚
楊氏天豪三十六種風論（宋志作楊太業）

崇文總目一卷

佚

華氏顯醫門簡要

崇文總目十卷

佚

醫籍考卷四十四

安岡周禎抄寫